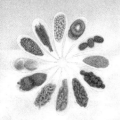

ZHONGYI
XIAOERBIANTI
YANGHUSHOUCE

U0288704

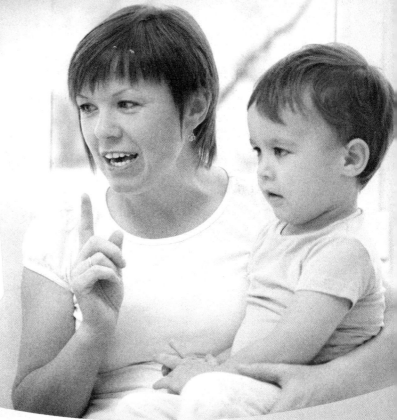

# 中医小儿辨体养护手册

主　　编：熊　英　吴云川

副 主 编：宋志秀　金　洵　耿元卿

参编人员：李守栋　王中林　王宝霞　秦宇航　郝　锋　王建珠
　　　　　王宇航　徐　勰　林法财　杨小存

图片设计：司马川秀

视频制作：熊　英　许　震

主　　审：金宏柱　顾一煌

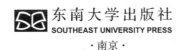

东南大学出版社
SOUTHEAST UNIVERSITY PRESS
·南京·

图书在版编目（CIP）数据

中医小儿辨体养护手册／熊英，吴云川主编. —南京：东南大学出版社，2017.1

ISBN 978 - 7 - 5641 - 6875 - 9

Ⅰ．①中… Ⅱ．①熊…②吴… Ⅲ．①小儿疾病－中医疗法－手册 Ⅳ．①R272-62

中国版本图书馆CIP数据核字（2016）第294453号

中医小儿辨体养护手册

| | | |
|---|---|---|
| 主　　编 | 熊　英　吴云川 | |
| 出版发行 | 东南大学出版社 | |
| 出 版 人 | 江建中 | |
| 责任编辑 | 陈潇潇 | |
| 责编邮箱 | cxx@seupress.com | |
| 社　　址 | 南京市玄武区四牌楼2号　（邮编：210096） | |

| | | |
|---|---|---|
| 经　　销 | 新华书店 | |
| 印　　刷 | 南京玉河印刷厂 | |
| 开　　本 | 700 mm × 1000 mm　1/16 | |
| 印　　张 | 10.25 | |
| 字　　数 | 200 千 | |
| 版　　次 | 2017 年 1 月第 1 版 | |
| 印　　次 | 2017 年 1 月第 1 次印刷 | |
| 书　　号 | ISBN 978 - 7 - 5641 - 6875 - 9 | |
| 定　　价 | 28.00 元 | |

（本社图书若有印装质量问题，请直接与营销部联系，电话：025-83791830）

序

古之有谓："宁治十男子，不治一妇人，宁治十妇人，不治一小儿"，是说小儿病治须慎，费难之处，即又多以"哑科"慨叹。确实，儿病治者，颇多忌讳，现今社会尤其如此……但作为医者，贵在认知"医为仁术，惟德至要"，所以，古往今来，才有薪火传承。医从儿病，勇于涉险排难者甚众，更以"人之所病，疾病多；医之所病，病道少"认知探幽究学，阐发小儿疾病防治，为人类繁衍昌盛可谓负荷重任，而得社会大众之嘉许。

再行考究儿医著述醒世者，多有上品，然今有南京中医药大学熊英博士，集经年医疗教学、科学研究，悉心编著《中医小儿辨体养护手册》一书，纵览更觉亮点夺目，堪称佳构！如是击节赞许者凡三：其一，该著不循常例，别出心裁，以临床结合科研佐证，推行"辨体养护"童稚保健理念，即据儿童不同体质采取针对性的食疗、刮痧及推拿按摩等养护措施，此举可谓深合祖国医学精髓"上工治未病"的现代引申提倡。击节赞许二者，本书不仅可供从医临

# PROLOGUE

床者得益借鉴，更是具有指导孩童家长自行学习中医药知识、进而掌握各类简要有效的方法，根源性地帮助"幼小"预防病疾，尽少罹患吃药，从而健康快乐、茁壮成长的作用。击节凡三者，编著者所著提纲挈领，篇章构思逻辑精密，理论叙述清晰简要，方法解说要言不烦，层层推进，文字简洁，并配有精致彩色图片，可谓图文并茂，十分便于掌握学习。

至此，综由上述先睹为快心得，深感《中医小儿辨体养护手册》若能及早付梓面世，必将造福社会！亦祝熊英博士及其团队日后再接再厉，更深层次术有专攻，矢志注重小儿病疾防治，送出佳作而惠泽千家万户。

金宏柱

2016 年 11 月 6 日

于南京

# PREFASE

孩子是一个家庭的核心，更是一个民族的未来和希望。对于家长来说，照顾成长中的孩子是一个非常快乐而又历经考验的过程。每一位家长都希望孩子能远离病痛，每一位家长也都跟着孩子成长的步伐，为孩子的健康而努力！

中医药是中华民族千百年来认识生命、维护健康、防治疾病的文化精髓。卫生部制定的《国家基本公共卫生服务规范（2011年版）》中就明确指出："积极应用中医药方法，为儿童提供生长发育与疾病预防等健康指导。"而我们编写本书的目的，就是指导家长如何利用中医药知识、运用简单有效的中医方法，帮助孩子尽可能地少去医院、少吃药，健康快乐地成长。

"辨体养护"是具有中医特色的个性化的儿童保健理念，是指根据儿童不同的体质采取针对性的养护措施，以利于疾病的防治。这些养护措施包括了营养食疗、小儿推拿、刮痧、穴位敷贴甚至音乐疗法等等。我们在临床和相关研究中发现：针对孩子进行辨体养护干预，并对家长进行相应的指导，对于孩子疾病的预防和缓解有着非常重要的作用。事实上，家长们非常渴望能学习并运用这些简单有效的中医养护方法！

　　为了让家长能清楚地了解并适当地掌握这些知识，我们着手编写了这本书。在本书中，我们主要向家长推荐的是便于在家实施的一些中医药干预方法。本书从中医学的基本概念、常用中医疗法（食疗药膳、刮痧和推拿）的基础知识、孩子的体质特点及日常的中医保健和常见疾病的家庭干预指导等方面进行讲解，文字通俗易懂，力求帮助家长们能知其然也能知其所以然，学以致用。同时，为了让家长能更好地掌握经络和穴位的定位，本书配有清晰的彩色的真人图片；为了能让家长更好地学习小儿推拿的操作，本书还配有真人操作的视频并辅以旁白和文字。

　　我们衷心地希望，这些临床上实用而简单的中医防治方法能够帮助孩子健康成长，家长也因此可以少奔波于医院，少一些担心和焦虑。其实，孩子的健康成长正是对家长最好的回报！

扫码观看小儿推拿视频教程

编者

2016 年 10 月

# CONTENT

目录

# CONTENT

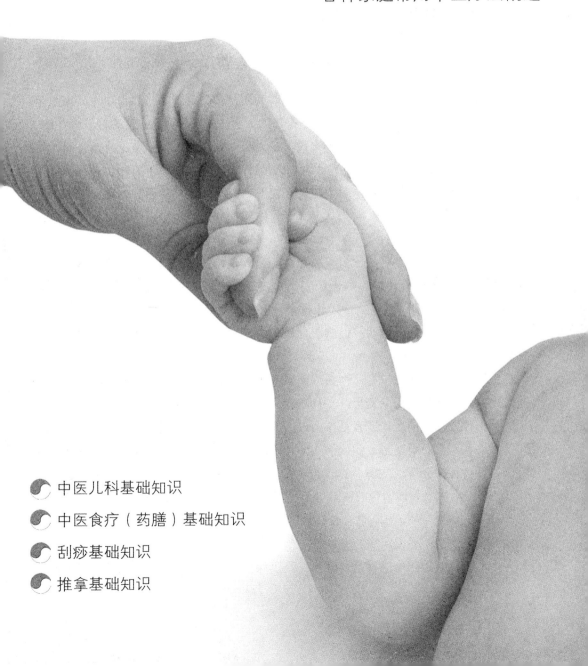

# 第一部分
## 各种家庭常用中医疗法概述

1

- 🔵 中医儿科基础知识
- 🔵 中医食疗（药膳）基础知识
- 🔵 刮痧基础知识
- 🔵 推拿基础知识

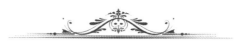

# 1 中医儿科基础知识

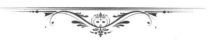

## 1.1 中医的基本概念

### 阴阳的"中庸之道"

阴阳的本义很简单，面向太阳的一面为阳，背向太阳的一面为阴。后来阴阳的概念逐渐延伸，温暖的、运动的、积极的、明亮的……属阳，寒冷的、静止的、消极的、黑暗的……属阴。简单来说，古人认识到一切现象都有正反两方面，就把自然界两种对立或者处于你强我弱或我强你弱的动态平衡中的物质和状况概括为阴阳。中医学引用了这个哲学概念，把对人体具有推动、温煦、兴奋等作用的物质和功能，统称为阳；对人体具有凝聚、滋润、抑制等作用的物质和功能，统称为阴。

阴阳之间的关系就好比白天和黑夜。白天是相对黑夜而言的，没有白天，就没有黑夜；一天24小时，白天长了，黑夜就会变短。阴阳也是如此，每一对阴阳关系，都必须两者并存，才能说哪个是阴，哪个是阳。阴与阳是相对的，比如，胸和腹相对背来说，属阴；而胸腹两者相对来说，胸属阳而腹属阴。阴阳是对立统一，相互依存的。

阴阳之间的关系也好比弹簧。如果弹簧没有问题，压力也在弹簧的承受范围之内，弹簧在受压后会变形，一旦解除压力，弹簧还能回到原来的状态。但如果弹簧的弹性出了问题，或者是压力过大，都可能会导致弹簧受压后难以回到原来的状态，甚至断裂变形。健康的人体处于阴阳平衡的状态，即使时时会有外邪侵袭，或者体内会有一些小小的波动，但人体始终能保持一个阴阳相对平衡的健康状态。但是如果人体本身的阴阳平衡出现了问题，或者再加上某些外邪力量过大，超过了人体调节的范围，便会使体内的阴阳失衡，脏腑气血的功能便会发生紊乱，人体就会产生不适或疾病。

所以说，预防疾病就是通过各种手段保持体内的阴阳平衡，或者是在阴阳失衡的初期就积极地用各种方法进行调整，使阴阳尽快恢复平衡，外邪不易致病，机体也不会产生疾病；而治疗疾病，就是通过各种方法使已经处于失衡的阴阳恢复平衡，使机体的脏腑气血功能恢复正常。

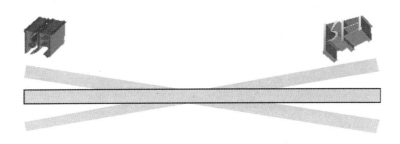

## 最古老的系统论：五行

古人把自然界分为阴阳后，发现只用阴阳不能概括所有事物，于是就发展出"五行（xíng）"。五行对中国文化影响深远，例如我们常用的形容词语中有很多带五的，如"五湖四海""五谷杂粮""五彩缤纷"等等。而五行同样也渗透在整个中医学中，我们不仅有"五官""五脏""五音"等，也有与此相关的一些成语，如五音不全、五体投地、五官端正等等。

五行指自然界中金、木、水、火、土这五类基本物质元素的运动变化。古人用人们日常生活中最熟悉的木、火、土、金、水五种物质为代表来对事物的属性进行归类，并且以这五种物质之间相互依赖又相互制约的关系，来论述和推演事物之间的相互关系及其复杂的运动变化规律。木，具有生长、伸展、能屈能伸的特性；火，具有炎热、向上的特性；土，具有孕育、培养的特性；金，具有能柔能刚、延展、变革、肃杀的特性；水，具有寒冷、滋润、向下的特性。因此，根据五行的特性，古人把需要说明的事物和现象朴素地分成了五大类，从而将相似属性的事物或现象放在一起。通过这五行的属性归类，来解释或说明事物或现象的联系和变化。

五行是用来阐释事物之间相互关系的抽象概念，并非仅指五种具体的物质本身，引申出来就是运动变化规律。自然界的变化可以归纳为五行，人体的脏腑、组织、情志等也可应用"五行学说"来概括。

古人用五行的特性来说明五脏的功能。如木性生发条达，而肝性喜条达而主疏泄，与木的特性类似。再以五脏为主体，外应五方、五季、五气等，内联五官、形体、情志等功能活动系统。如肝，外应东方、春季、风，内联目、筋，对应情志为怒；水，外应北方、冬季、寒，内联耳、骨，对应情志为恐。

## 自然界与人体五行的关系

| 自然界 | | | | | | 五行 | 人体 | | | | |
|---|---|---|---|---|---|---|---|---|---|---|---|
| 五味 | 五色 | 五气 | 五方 | 五季 | 五化 | | 五脏 | 五腑 | 五官 | 五体 | 五志 |
| 酸 | 青 | 风 | 东 | 春 | 生 | 木 | 肝 | 胆 | 目 | 筋 | 怒 |
| 苦 | 赤 | 暑 | 南 | 夏 | 长 | 火 | 心 | 小肠 | 舌 | 脉 | 喜 |
| 甘 | 黄 | 湿 | 中 | 长夏 | 化 | 土 | 脾 | 胃 | 口 | 肉 | 思 |
| 辛 | 白 | 燥 | 西 | 秋 | 收 | 金 | 肺 | 大肠 | 鼻 | 皮 | 悲 |
| 咸 | 黑 | 寒 | 北 | 冬 | 藏 | 水 | 肾 | 膀胱 | 耳 | 骨 | 恐 |

　　五行的关系并不是单独存在、静止的，而是通过相生、相克的变化，维持着动态平衡。五行具有相生的母子关系，即木生火、火生土、土生金、金生水、水生木。这可以简单地解释为，木头可以生火，木是火的母亲，火就是木的子女，以此类推。五行相生的关系可以理解为：木点燃可以生火，烧尽变为泥土，泥土中含有矿物质和金属，金属熔化可变成水，水可以滋养树木。

　　五行相互制约对方的关系称为相克。木克土，火克金，土克水，金克木，水克火，可以理解为植树可以防止泥土松脱，火可以融化金属，泥土可以筑坝防水，刀斧可以伐木，水能灭火。

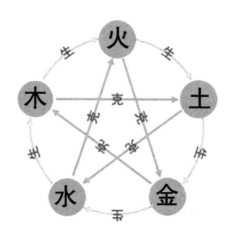

# 此"脏"非彼"脏"

中医的"五脏六腑"：五脏，包括心、肝、脾、肺和肾，主要指脏器中组织器官充实不外泄的实质性脏器，具有生成和储藏精气的作用；六腑，包括胆、胃、大肠、小肠、膀胱和三焦，指胸腹腔内中空有腔的器官，具有受盛和传化水谷的功能。

中医学中的脏腑名称虽与现代人体解剖学的脏器名称相同，但在生理、病理含义中却不完全相同。中医说的某一个脏或腑的生理功能，可能包含现代解剖学中几个脏器的生理功能；而现代解剖生理学中一个脏器的生理功能也可能分散在中医几个脏腑的生理功能中。如五脏中的脾，并不等同于现代医学中的脾脏。中医中的脾，除了代表解剖学上的实体外，它的生理功能如主运化、主统血、主肌肉等，既包括了现代医学中血液系统的一些器官功能，还包括了消化系统及其他组织器官的功能。

五脏当中：肝主疏泄，可以调畅气机，调节精神情志，促进消化吸收，维持气血运行，调节水液代谢；肝藏血，是指肝脏具有储藏血液、防止出血和调节血量的功能。心主血脉，指心有主管血脉和推动血液循行于脉中的作用；心主神志，指心有主思维、意识和精神活动的作用。脾主运化，指脾具有将水谷化为精微，并将精微物质转输至全身各脏腑组织的功能，即脾对营养物质的消化、吸收和运输的功能；脾主统血，指脾具有统摄血液，使之在经脉中运行而不溢于脉外的功能。肺是体内外气体交换的场所，肺主气，是肺主呼吸之气和肺主一身之气的总称；肺主行水，是指肺的宣发和肃降对体内水液输布、运行和排泄的疏通和调节作用。肾藏精，是指肾具有储存、封藏精气的作用，包括禀受于父母的生命物质和后天获得的水谷之精；肾主水液，指肾具有主持和调节人体水液代谢的功能；肾主纳气，是指肾有摄纳肺吸入之气而调节呼吸的作用。

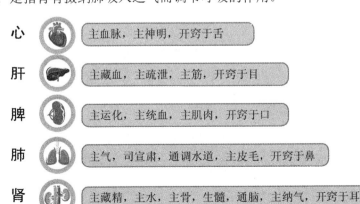

心　主血脉，主神明，开窍于舌

肝　主藏血，主疏泄，主筋，开窍于目

脾　主运化，主统血，主肌肉，开窍于口

肺　主气，司宣肃，通调水道，主皮毛，开窍于鼻

肾　主藏精，主水，主骨，生髓，通脑，主纳气，开窍于耳

# 看不见、摸不着的经络和穴位

经络和穴位是看不见、摸不着的，所以很多人觉得它非常神秘。其实，简单来说，经络就是气血运行的通道，它把人体联系成了一个有机的整体。经络联系着腧穴和脏腑，脏腑功能的异常会反映到腧穴，而利用腧穴也可治疗脏腑问题。

经络的主体部分是十二经脉，它分别对应五脏六腑和心包，循行于头面、躯干和四肢。任脉、督脉与十二经脉合并，又称为"十四经脉"。行于上肢部的是手经，行于下肢部的是足经。十二经脉也分阴阳，行于内侧为阴，行于外侧为阳。所以十二经脉包括手三阴、手三阳、足三阴和足三阳。三阴包括太阴、少阴、厥阴，三阳包括阳明、太阳、少阳。太阴、阳明行于四肢前侧，厥阴、少阳行于四肢中侧，少阴、太阳行于四肢后侧。

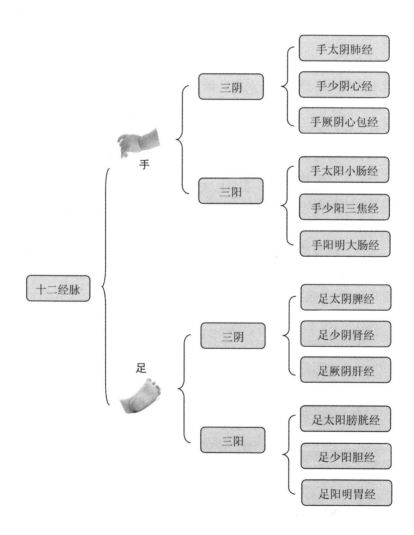

十二经脉或上行，或下行，走形规律为：手之三阴从胸走手，手之三阳从手走头，足之三阳从头走足，足之三阴从足走（腹）胸（具体的经络走行可参见本书后面的经络部分）。

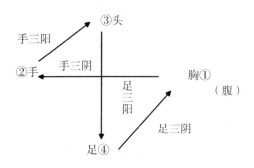

## 心静自然康

岳飞《满江红》里提道"怒发冲冠凭栏处"，发怒为何会冲冠？紧张时心跳为什么会加快？为某事烦恼时为什么会吃不下饭？……情志与疾病的关系非常密切。中医所讲"七情"，即喜、怒、忧、思、悲、恐、惊七种情志变化。七情与脏腑的功能活动有密切关系。七情致病，影响脏腑气机，使气血逆乱，导致各种病证发生，如怒则气上、喜则气缓、悲则气消、思则气结、恐则气下、惊则气乱。怒则气上，是指愤怒过度可使肝气横逆上冲，血随气逆，并走于上，表现为胸胁胀痛，烦躁不安，头昏目眩，面红目赤，有的则会出现闷闷不乐，总是叹气，或出现嗳气、打嗝等症状。喜则气缓，是指过喜常出现心气涣散，甚至神不守舍，出现心慌、心悸、失眠、多梦、健忘、多汗、胸闷、头晕、头痛等症状。悲则气消，是指过度悲忧，可使肺气抑郁，意志消沉，肺气耗伤；中医认为肺主皮毛，还可表现在某些精神因素所致的皮肤病上，如荨麻疹、斑秃、牛皮癣等。思则气结，是指思虑过度，伤神损脾，可导致气机郁结，脾的运化无力，胃的受纳腐熟失职，可以表现为气血不足所致的乏力，出现头昏、心慌、贫血及嗳气、恶心、呕吐、腹胀、腹泻等消化道症状。恐则伤肾，惊恐过度会耗伤肾气，使肾气下陷，二便失禁，遗精滑泄，严重的惊恐还会导致死亡。惊则气乱，是指突然受惊，以致心无所倚，神无所归，虑无所定，惊慌失措。因此，想要健康长寿，还得从"心"做起，多生乐，少生气，知足常乐。

# 治病法宝：辨证论治

认识"辨证论治"，首先要理解"证"的含义。"证"是中医特有名词，是疾病某阶段中机体整体反应状态的病理概括，包括病变的部位、原因、性质以及邪正关系。所谓辨证，就是根据四诊（望、闻、问、切）所收集的临床表现，通过分析、综合，辨清疾病的病因、性质、部位，以及邪正之间的关系，概括、判断为某种性质的证。论治又称施治，是根据辨证的结果，确定相应的治疗方法。"辨证论治"，简单来讲，就是了解病情、找出病因、分析病证、选择治疗方法的过程。

## 中医治病的原则

治病求本：指针对疾病的根本原因进行治疗。比如哮喘，发作时病在肺，应宣肺平喘；缓解期，病在肺、脾、肾，应健脾补肾纳气。所以哮喘的治疗不只是发作期用药，更要在缓解期系统规范地治疗，即急则治其标，缓则治其本。

扶正祛邪：疾病过程是正气与邪气矛盾双方相互斗争的过程。治疗疾病需扶助正气，祛除邪气，改变邪正双方的力量对比，使疾病向痊愈的方向转化。同时还需判断疾病的虚实。凡机体功能衰退、低下和不足，或维持生理活动的物质缺损所引起的一类证候，称为虚证；"虚则补之"，虚性疾病应扶助正气。凡邪气较盛而正虚不明显的病证，称为实证；"实则泻之"，实性疾病应祛除邪气。所以扶正祛邪必须厘清疾病"虚""实"之间的关系。

调整阴阳：疾病的发生，从根本上说是阴阳相对平衡遭到破坏，出现偏胜偏衰的结果。因此恢复阴阳相对平衡，促进阴平阳秘，是临床治疗的根本法则之一。

调整脏腑功能：人体是一个有机整体，脏与脏、腑与腑、脏与腑之间在生理上相互协调、相互促进，在病理上相互影响。因此，注意调整各脏腑之间的关系，使其功能协调，才能收到较好的治疗效果。

 ## 1.2 小儿的四诊

人体的内外是密切联系的，内部一旦产生病变，体表也会有相应的变化，这也就是中医学诊断的基本原理之一——"司外揣内"，也就是指通过观察疾病所表现出来的外在现象，来推测内脏的变化。同时，机体的某些局部可以看作机体整体的缩影，所以局部的变化常常也是机体整体状况的一个反映，这就是"见微知著"。例如前面提到的，把脉可以探知脏腑状况，望舌能了解脏腑气血的盛衰及邪气的性质等等。

中医的诊断往往是通过望、闻、问、切四种诊断方法，综合收集线索，分析病情，确定疾病的性质，从而有效地指导疾病的预防和治疗。对于家长们来说，了解孩子可能出现的不适表现，对于辨别孩子的体质以及身体状况，适时地、有针对性地进行家庭调养或及时求医诊治是非常重要的。

那么，面对孩子，家长如何能够进行简单而有效的望、闻、问、切呢？接下来的内容可以帮助家长初步判断孩子的身体状况，而且，通过反复实践后，相信家长们一定会收获颇多！

# 望　诊

望诊，是指家长通过看孩子的全身或局部的表现以及排出物等，了解孩子身体状况的一种方法。家长需要用眼睛仔细观察孩子的各种表现，包括神色、形态、五官、面色、舌、指纹、大小便及咳出的痰液等。而孩子年龄还小时，往往不会表达或不知如何表达，所以，望诊在儿科的诊病中非常重要。历代儿科医家都非常重视望诊，把望诊列为儿科四诊之首。而且，年龄越小的孩子，肌肤越薄嫩，反应也越灵敏，内在病症的外在表现也会比成人更明显。

### 1. 望神色

望神：以望孩子的目光、面部表情和精神状态为重点，是判断孩子健康状况以及患病时病情轻重的重要依据。神的状态可以概括为"有神""无神"和"假神"。

• "有神"：为健康的表现，健康的孩子一般神志清楚，目光明亮，语言清晰，反应灵敏，活动自如。若孩子生病时仍表现如此，则说明孩子的正气仍充足，病情轻，预后好。

• "无神"：为患病导致孩子正气已伤，病情较重，预后差。孩子常表现为目光呆滞，精神萎靡，语声低微，反应迟钝，甚至已经神志不清。

• "假神"：常见于病情非常危重的孩子，指原本已经意识不清、言语无力，却突然表现为神志清楚、声音响亮等，这往往提示孩子的病情可能恶化。不过，这种情况在孩子中很少见。

望色：主要观察孩子面部的颜色和光泽，面部的色泽可以反映孩子脏腑气血盛衰的变化和病邪所处的部位。身体状况不同的孩子，面部可能呈现出赤、白、

　　健康的孩子面色应该是红润、有光泽的，但由于遗传和环境等因素的影响，可能会有一些差异，比如红润中稍带黄或者稍白、稍黑等。

　　·如果孩子的面色过红，则可能是体内有热，一般还可能会表现出口渴、喜欢冷饮、大便干、小便少、烦躁易怒、容易有口腔溃疡等。

　　·若孩子的面色发白，则表示孩子可能体虚或体内有寒；若孩子脸色白而且没有光泽、唇舌色淡，则孩子可能气血偏虚。

　　·孩子的面色发黄则多可能为脾胃的问题，如脾虚所致的消化功能紊乱或水湿内停等。

　　·孩子的面色发青则可能为寒证、痛证、血瘀或惊证。如果孩子的面色发白发青，捂着肚子，面容痛苦，可能是受寒引起的腹痛；若面青唇紫，呼吸急促，则为肺气闭塞、体内缺氧。一般来说，孩子面色发青多代表病情较重，家长需要密切观察。

　　·孩子面色发黑，暗暗无光，多为寒证、痛证或内有水湿。如果面色青黑，四肢冰凉，多为内有阴寒；面黑晦暗则可能为药物或食物中毒；面色青黑晦暗，多表明肾气衰竭，病情危重。

### 2. 望形态

　　望形态是指观察孩子的形体和姿态。观察形体主要是了解孩子的胖瘦及躯干肢体的外形。孩子的形体特点常常能反映出体内阴阳及气血的状况，例如瘦长体型的小孩多偏阴虚，矮胖的小孩多阳虚，而不胖不瘦身高适中的小孩则一般阴阳平衡。同时，形体的胖瘦还可体现患病的倾向性，如胖多痰，瘦多火等。躯干肢体的外形也能帮助家长了解孩子罹患疾病的信息，如佝偻病的孩子头颅可呈方形，头发发黄稀疏，囟门迟闭，甚至鸡胸、下肢弯曲变形等；而孩子如果总是喜欢趴着睡，则可能有乳食积滞；若孩子常常捧腹而哭，则可能有腹痛。

### 3. 望五官

　　五官（目、耳、鼻、口、舌）与五脏的气血盛衰密切相关，所以家长要仔细观察，了解孩子的身体状况。

　　望目：目为肝之窍，而且五脏六腑的精气皆上注于目，所以，观察孩子的眼睛可了解其内脏的变化。健康的孩子眼神明亮灵活、视物清晰，为肝肾气血充足的表现，即使孩子处于疾病中也容易被医治；但如果孩子眼神呆滞、视物模糊则为病态，且病情较重。一般目赤肿痛表示内有实热，眼白发黄则可能内有湿热，眼角淡白则可能是血虚，眼皮浮肿则为水肿，眼窝凹陷多为伤津耗液，睡觉时眼睛不能完全闭上，则常为脾虚。若目视上翻或瞪目直视，病情多危重。此外，针眼（即麦粒肿）多由风热邪毒或脾胃湿热上攻于目所致。

望鼻：鼻为肺窍，而且与脾胃关系密切，所以观察孩子的鼻子能了解肺和脾胃的状况，也可以帮助了解其他脏腑的盛衰、病情的轻重等。健康孩子的鼻色一般是红黄隐隐而有光泽。若鼻色发黄多代表孩子脾虚或内有湿热，色红则为脾肺有热，若鼻色发白为血虚，若鼻色发青则为里寒腹痛，若鼻色发黑则为肾虚水停。鼻塞流涕多为外感表证或鼻炎，如流清涕为外感风寒，流浊涕为外感风热。若孩子常常鼻出血，多是肺胃热盛。鼻孔干燥为肺燥或外感燥邪；鼻头常常红肿或长疙瘩则多属胃热或血热；鼻翼扇动常出现在孩子有肺热或哮喘发作时，多代表呼吸困难。

望耳：耳为肾窍，而且耳廓与经络和脏腑均有密切的联系，所以家长可以观察孩子耳廓的厚薄、大小、形态和色泽等，以了解孩子身体的状况。如果孩子的耳廓色泽红润、耳垂饱满，则说明孩子肾气充足，是健康的表现。如果耳廓色白，则说明孩子可能有气血虚弱或感受寒邪；如果孩子的耳廓青黑，则可能里寒重或身有剧痛。若孩子的耳背有红丝，耳根发凉，则多为麻疹的先兆。耳内若有分泌物流出多为中耳炎。

望口唇：脾开窍于口，其华在唇。孩子的唇色红润，说明胃气足，气血调和。如果孩子的唇色淡，多为气血不足；而唇干而且颜色深红，多为热盛伤津；唇色青黑，多有气滞血瘀；若唇色呈樱桃红，则要注意是否存在煤气中毒。孩子的口唇常常干裂，则可能体内津液不足；口唇如果常常有溃疡出现，则孩子可能脾胃热盛；若孩子口角流涎较多，则可能存在脾虚或有胃热。若小婴儿出现满口白斑如雪片的情况，则多为鹅口疮。

望齿龈：齿为骨之余，骨又为肾所主，牙龈与胃同样关系密切，所以家长观察孩子的牙齿和牙龈的变化，有助于了解孩子肾与胃的状况。若孩子的牙齿洁白润泽，齿根坚固，则说明孩子肾气充足、胃津充沛；如果孩子的牙齿常有黄垢，则表明孩子体内多有湿热；若孩子的牙齿干燥，则多有胃热；若孩子常常睡觉时磨牙，则表明孩子多有食积或胃内有热。牙龈色淡多为气血不足的表现，而牙龈红肿或牙龈出血伴肿痛多说明孩子胃火较重，但牙龈出血却不红不痛不肿则多为肾虚，虚火上炎所致。

望舌：望舌主要观察孩子的舌质和舌苔的形态、色泽、润燥等方面的变化。舌质是指舌头的质地，舌苔是舌面上的舌垢。孩子身体健康时，舌头灵活柔软，舌色淡红，舌苔薄白而湿润。若孩子舌头肿胀不灵活，则可能

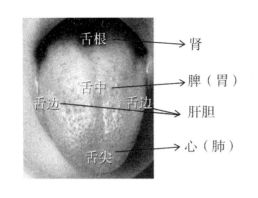

舌根 →肾

舌中 →脾（胃）

舌边 舌边 →肝胆

舌尖 →心（肺）

有心热或脾热所致。

一般从孩子舌质的外观变化可以了解脏腑的变化。舌尖对应心肺，舌体中央对应脾胃，舌的两边对应肝胆，而舌根对应肾。

•舌色：健康的孩子舌质淡红、颜色润泽，由于心开窍于舌，所以是孩子心血充足、阳气旺盛的表现。如果孩子的舌质发红，多有热证；如果不但舌红而且舌面上舌苔隆起如刺，则多为热盛。其中，若仅仅舌尖红，则多为心火；若舌边红，多为肝胆有热；舌体中间红，多为胃火。如果舌色淡白，则说明孩子的气血不足。若舌色偏青紫或散有瘀点，则可能是孩子体内气血运行不畅所致。

•舌体：健康的孩子舌体大小适中。脾虚或内有水湿的孩子舌体常比正常舌胖大，还常伴有舌体边缘的齿印；若孩子内有血虚或津伤，常表现为舌体较小而瘦薄。

•舌苔：健康的孩子舌苔薄白、湿润适中。一般而言，能透过舌苔看见舌体，此舌苔便是薄苔；若舌体已被舌苔遮住，这就是厚苔。一般舌苔白厚多为寒证，苔黄为热证，苔灰黑为重症。燥苔表现为舌苔干而粗糙，是体内津液不足的表现。腐苔表现为苔质疏松，舌苔上有较大的颗粒，刮之如豆腐渣样；腻苔表现为苔质细密，不易刮落；腐苔或腻苔常常表示孩子体内有食积或痰湿。若舌苔有剥落，多可能是孩子的胃气或胃阴有损伤。

不过，需要提醒家长的是，健康的新生儿的舌可能会表现为嫩红无苔，而乳婴儿则由于哺乳常见乳白苔，这些均属正常。在观察孩子的舌象时，如果孩子能配合，应让孩子自然地将舌伸出口外。家长还需注意，摄入的食物或药物常常会使孩子的舌苔染色而出现异常的苔色或苔质，应注意区别。

望咽喉：咽喉为肺胃之门户，既是孩子呼吸的通道，也是孩子进食的通道。健康孩子的咽喉应该是色泽淡红、润滑、不肿不痛，在呼吸、发声或吞咽进食时皆畅通无阻。但外感表证时，孩子常出现咽喉疼痛，家长可以观察到此时孩子的咽喉发红，但不一定伴有扁桃体的明显肿大。若孩子出现咽喉疼痛，家长还看到孩子的扁桃体出现红肿，则提示孩子的肺胃热毒壅盛，常同时会出现高热；但如果扁桃体色红，而肿痛不明显，则属阴虚火旺。

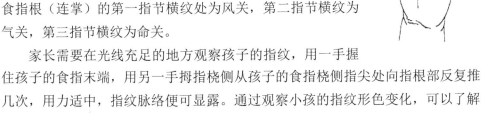

另外，在中医学中，与人体头面的五官（上窍）相对应，孩子的生殖器以及肛门被称为"下窍"。生殖器与肾、膀胱、肝胆均有密切的关系，肛门则主要与脾胃有关，所以家长也需要注意观察，以帮助了解孩子相应的身体状况。一般肾气充足的男孩，其阴囊应是紧实饱满的状态，肾气不足时则阴囊呈现松弛的状态。若女孩的阴部红肿发痒，则多有膀胱湿热或与蛲虫有关。肛门的异常多表明孩子的胃肠有问题。如大肠湿热会导致孩子的肛门红肿热痛，而肛门瘙痒尤其在夜间发作，则可能是孩子体内有蛲虫；久泄、久咳等会使孩子的中气下陷，无力承托肛门而致脱出。

### 4. 望指纹

望指纹中的"指纹"并不是指孩子手指的螺纹面，而是指孩子食指桡侧的浅表静脉。由于婴幼儿的皮肤薄嫩，脉络易于显露，对 3 岁以下的婴幼儿，中医常常可以通过观察这一指纹，来帮助了解孩子的病情。指纹分为风、气、命三关，食指根（连掌）的第一指节横纹处为风关，第二指节横纹为气关，第三指节横纹为命关。

家长需要在光线充足的地方观察孩子的指纹，用一手握住孩子的食指末端，用另一手拇指桡侧从孩子的食指桡侧指尖处向指根部反复推几次，用力适中，指纹脉络便可显露。通过观察小孩的指纹形色变化，可以了解孩子的身体状况。

孩子健康时的指纹多是浅红微黄，隐现于风关之内，既不明显浮露，也不超出风关。指纹形态一般为单支、斜行、粗细适中。一旦孩子的身体状况出现问题，指纹的浮沉、色泽、部位等都会随之发生相应的变化。家长在观察孩子的指纹时可参考口诀"浮沉分表里，红紫辨寒热，淡滞定虚实，三关测轻重"。

这句口诀的意思是：指纹过于显露多属表证，指纹深隐而不易显露为里证；指纹色偏红多属寒证，色紫则为热证；指纹色淡多属虚证，色深黯多属实证；指纹若只现于风关之内，病多轻浅；若过风关直达气关，则病情稍重；若过风关，则病情较重；若指纹直达指甲，则病情危重。

### 5. 望指甲

指甲是筋之余，而肝又主筋，主藏血，所以望指甲可判断孩子的气血盛衰。孩子的指甲红润光泽，坚韧而呈弧形，是气血旺盛、运行通畅的表现。若指甲深红表明孩子体内有热，若淡白则多为气血虚弱，若色黄并伴有面黄或皮肤发黄，则多为黄疸。若孩子的指甲扁平或反凹或容易脆裂，多提示血虚。

### 6. 望排出物

望排出物包括观察孩子的鼻涕、痰涎、呕吐物及二便等排出物。

望鼻涕：孩子若流清稀的鼻涕，多为感受风寒；若流黄浊的鼻涕，则多为风热；若孩子流鼻涕时间过长，则可能为鼻炎。

望痰：若孩子咳出的痰色黄黏稠，多为热痰；若痰色白清稀，多为寒痰；而孩子如果咳痰多、色白，则多湿痰；若痰少且不易咳出，则为燥痰。

望涎：孩子若常流清涎，多为脾虚或虫积；若涎液黏稠，则多为胃热。但是孩子若是趴着睡觉而流涎往往是因为压迫所致，属于正常现象，改变睡姿有助于减少流涎。

望呕吐物：孩子的呕吐物若清稀无臭味，则多为寒证；若秽浊酸臭，则多为热证；若夹有不消化的食物，带有酸臭味，则多为食积。

望二便：主要观察孩子大小便的次数、量、颜色、气味、形态等。初生儿的大便即胎粪，常为墨绿色，黏稠状，没有明显的臭味，主要由胆汁、肠道分泌物、脱落上皮细胞和孩子在胎内吞入的羊水、毳毛等组成，一般在 2 ~ 4 天内排完，每天 3 ~ 5 次。如果足月的新生儿在生后 24 小时内还没有排出胎便，就要考虑孩子是否有消化道先天畸形的可能，应由医生详细检查。新生儿在喂奶数天后，胎便开始向正常大便过渡，胎便和正常大便混合，呈黄绿色，然后逐渐呈黄色粪便。健康小孩的大便色黄，有臭味，软硬正常。

若孩子大便的色泽或形态有明显改变都为异常。孩子的大便稀而腥臭，则表明体内有寒；大便量多酸臭，而且夹有不消化食物，多有食积；如果大便稀，有黏液且气味臭秽，多为肠道湿热。如果孩子阵发性哭闹、剧烈腹痛，大便呈果酱色，则可能有肠套叠；若孩子大便赤白色且里急后重（即腹痛想拉却又拉不出的难受感觉），多为痢疾，家长要引起重视，尽快前往医院医治。若孩子常说肚子疼，且疼痛多在肚脐周围，家长应该要注意观察大便内是否有虫。

正常情况下，孩子的小便应清澈不混浊，且排出量和次数均正常。若孩子小便清长，多为虚寒；若小便色黄而少，多表明体内有热；若有尿急尿痛的症状，家长需要注意孩子是否有泌尿系感染。

## 闻　诊

闻诊是通过听和嗅来帮助了解小孩身体状况的方法。

听：包括听孩子的说话、呼吸、咳嗽、嗳气、打嗝以及啼哭等各种声音。一般可根据声音的大小来分辨疾病的虚实，若声音响亮多为实证，声音低微则为虚证。其中，听咳嗽声对呼吸系统疾病的辨证有着重要的意义。若孩子的咳声畅利，痰易咯出，则病证较轻；若咳声轻扬，鼻流清涕，多为感受风寒；若咳声重浊，痰稠或黄，多为感受风热；若孩子咳声粗，且痰黄稠，多有痰热壅肺；若咳声响亮，但无痰，多属燥邪犯肺；如果孩子咳嗽连声不断，咳停吸气并带吼声，多为百日咳；若咳声嘶哑，像狗叫，常伴不同程度的呼吸困难，多为喉炎，家长需引起重视，及时就医。

嗅：则包括闻口气及二便的味道等。孩子有胃热时常出现口臭，若体内有寒则常为腥臭，若有食积则为酸臭。另外，口臭还可因龋齿、口腔不清洁或口腔内的溃疡等引起。而有关排泄物的气味前面曾经提到过，可以供家长参考。

# 问 诊

由于孩子的表达及理解能力有限，所以通过问诊获得的信息常常不多，而且还有可能是错误的信息，所以家长一定要根据情况与其他观察的结果相结合，以正确判断孩子的身体状况。通常家长可以问问孩子是否怕冷，是否疼痛、疼在哪里、什么样的疼，是否感觉头晕、恶心等。如果孩子年龄太小，则只有通过其他的观察来间接判断。例如，如果孩子总是蜷着腿哭闹、不想吃东西，则可能是肚子疼；如果孩子穿了很多还觉着冷，那就多半是着凉了，或是要发烧了。

# 切 诊

切诊是指家长可以通过在孩子身上进行触摸，来了解孩子的身体状况，包括脉诊和触诊两部分。由于脉诊的要求比较高，所以在这里只简单地给家长介绍一下孩子的脉象情况，让家长初步了解中医中非常有特色的脉诊。

脉诊是指用手指按在孩子的桡动脉上来感受动脉搏动的情况。由于五脏六腑的气血周流全身，所以通过触按动脉的搏动，可以帮助了解孩子的身体状况。如果孩子体内阴阳平衡、脏腑协调，则气血必然调和，脉象会表现为均匀和缓、节律整齐、不浮不沉，搏动次数比成人要多。若由于各种原因导致孩子体内阴阳失调、脏腑功能紊乱，则必然会影响到气血的运行，脉搏也就自然发生变化。家长也可试着通过感受脉搏的深浅、搏动力量的大小、搏动的快慢以及搏动是否有节律等，来了解孩子脏腑气血的情况。

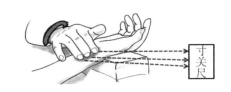

家长在尝试把脉时，可以让孩子坐下甚至平躺一会，保证把脉时孩子的气血处于平和状态。让孩子把手臂自然伸直，放在与孩子心脏差不多水平的高度上，掌心向上。手指触按的部位是桡骨茎突前的位置上，通常中指正好按放在桡骨茎突前动脉搏动的位置上（关口），而后食指和无名指分别放在中指的远端（寸口）和近端脉搏处（尺口），三指放松弯成弓形，以指腹触按脉搏。若孩子不满7岁，家长可只用一个拇指按在脉搏上，即所谓的"一指定三关"，而7岁以上的孩子，家长通常需要用三指分别定三关。三指排布的松紧与孩子的身高有关，如果孩子高，三指适当排布松一些；若不高则排布紧凑一些。把脉时，常可运用轻、中、重度的指力触按，分别体会脉搏。

寸口脉的不同部位反映的是不同脏腑的状况：左寸——心；右寸——肺；左关——肝胆；右关——脾胃；左右尺——肾。

孩子的异常脉象主要有浮、沉、迟、数、细、洪、结、代等，以辨别疾病的表里、寒热、虚实等。

一般在很浅的水平位置上就能清楚地感受到脉搏的跳动，重按反而搏动减弱，就是浮脉。浮脉多属外感表证，多见于感冒或其他流行性疾病的初期。相反，如果脉搏要往下重按才能清楚地感觉到脉搏的跳动，轻按不明显，为沉脉。沉脉多属里证，多见于表证入里。

脉搏较慢，每分钟少于60次，为迟脉，主寒证。脉搏较快，每分钟多于90次为数脉，主热证（不过脉搏每分钟跳动的次数与年龄有关，年龄越小，脉搏越快，所以家长最好了解一下孩子平常脉搏跳动的次数，以作为参照）。若感觉血液在血管内流动滑利，像珠子在盘里滚动一样，为滑脉，可见于健康的孩子，也可能是孩子有食滞或痰湿的表现。脉管的管形细，则为细脉，多见于气血虚。若脉形大且脉搏搏动有力，则为洪脉，多见于实热证。若脉搏跳动没有节律，或突然有停止，则为结代脉，表明孩子心气不足，可能有心脏疾病。

孩子身上可能会出现不只一种的脉象，而是两种或以上脉象的综合，如沉细脉常表示气血虚，浮数脉常表示外感风热，沉迟脉代表里寒证。

由于脉诊对于家长来说很难无师自通，所以在本书中只是简单给家长介绍一下。因此在后面的疾病症状描述时，也未将脉象列入其中。

通过以上讲述，家长应该能初步了解孩子身体状况异常的常见表现。希望家长平时能多多观察自己的孩子，及时了解孩子的身体状况，及时采取适当的保健或家庭治疗方法达到预防疾病或帮助改善病情的目的。如果孩子的病情来势较急、病情较重，则需要及时带着孩子就医，以防延误病情。

## 1.3 中医对体质的理解

什么是体质呢？有的家长常常会羡慕地说，这个孩子体质真好！有的或是感叹说，孩子体质比较弱，我该怎么给孩子好好调一调呢？家长常常念叨的体质通常所指的是孩子的身体素质，而不是我们这儿提到的体质概念。

王琦教授在《中医体质学》中强调，体质是指在先天遗传和后天获得的基础上，个体所表现出的形态结构、生理功能和心理状态方面综合的以及相对稳定的特质。这种特质可以影响个体的某些形态特征和生理特性，也可以影响个体对自然和社会环境的适应能力以及对疾病的抵抗能力，甚至影响某些致病因素对个体的易侵袭性以及疾病发展的倾向性等。体质一般具有个体的差异性、群类的趋同性以及相对稳定和动态可变性等特点。

中医学认为，人类体质的形成始于先天，先天禀赋是决定与影响体质形成和发展的基础，也是维持个体体质相对稳定的重要因素。但是，人的体质不是永远不变的，年龄长幼、饮食劳逸、精神情志、地理环境、疾病情况、药物作用、体育锻炼等后天因素均会影响体质的形成和变化。所以说，体质往往是由先天遗传与环境、饮食等后天因素的相互作用所形成。

首先，人们各自所处的生存环境是不同的，其中包括地理环境、气候条件、地质结构等存在的差异，也包括人们逐渐形成的生活习惯和饮食结构等方面的差别。人们在适应各自的生存环境的过程中，体内逐渐形成了相应的调节机制和适应方式，从而也逐渐形成了不同的体质特征。所以，《黄帝内经》早已指出，"故东方之域，天地之所始生也，鱼盐之地，海滨傍水，其民食鱼而嗜咸……故其民皆黑色腠理，其病皆为痈疡……"，说明了生存的地域性差异与体质类型之间有着密切的关系。

另外，正如我们所知道的，阴阳平衡，气血充足，人体生命活动才能正常。但是在正常的生理条件下，不同个体甚至同一个体的不同时间，也可能出现一定程度的阳或阴的偏盛或偏衰，体内气血的多少也是各有不同。而无论是先天或是后天形成的，人体内阴阳的动态平衡以及气血的充足与否，均决定了人类体质的差异。

同时，人是以五脏为核心的，并且内系六腑，对应了五方、五季、五气、五味、五体、五官及五志等，从而形成了以五脏为中心的五个功能系统。由于先天禀赋的差异，加上自然环境、气候条件及饮食等后天因素的影响，不同个体在五脏功能系统上也具有一定的倾向性，从而表现出某一脏功能的相对优势或劣势，体现出形态、举止、性格、肤色等方面不同的特征。中医学中曾形成了独特的体质五行类型理论，如木形之人，其体质特性类似于"肝系"的功能特点，"其为人苍色、小头、长面、大肩背、直身、小手足，好有才，劳心、少力、多忧劳于事，能春夏不能秋冬"等。

中医学认为，个体体质的特异性在很大程度上能决定个体疾病的发生、发展及转归。例如阴阳无明显偏衰偏盛的体质人群不易患病，而气血虚弱的体质之人却容易遭受外邪侵袭等等。同时，个体的体质类型还能决定患病的类型和性质。

中医学认为，机体内动态平衡的维系，取决于两个方面，一是正气，一是邪气。疾病的发生和发展过程实际上就是正邪相争的过程，正气盛能使邪退，而若邪盛则正气受抑制。这里的"邪"是指使人患病的各种因素的总称，既包括由外侵入人体的致病因素，如六淫、外伤、戾气、虫害等，又包括个体的饮食、起居、宿疾以及情感等对人体造成危害的因素。这里的"正气"是指人体抵抗这些致病因素的能力，维持和调整人体内在平衡的能力以及适应环境变化的能力。正气是否充足和先天遗传有关，也与后天不断获得的因素有关，也不是一成不变的。

人体的体质与正气密切相关。如果体内阴阳平衡、气血充沛、脏腑协调，则说明正气充足，人体不容易被邪气侵袭而致病；即使邪气已入侵，人体也能通过自我调节使机体的内环境保持一定的稳定性，使疾病尽快痊愈。但是，如果人体已经处于阴阳失衡、气血虚弱或脏腑功能偏胜或偏衰的状况，则邪气的干扰很容易使体内失衡、功能紊乱的状况加重，导致疾病的发生和加重。而一旦患病，即使是同一种致病因素，不同体质的人可能也有着不同的病变趋势，有人患病后病情轻、病程短，也有人病情重、病程长。这都说明体质在疾病的发生发展过程中有着重要的作用。

## 小儿的生理病理特点

孩子处在不断生长发育的过程中，无论在生理还是病理上都有其明显的特点，均与成人有所不同。中医学归纳孩子的生理特点为"脏腑娇嫩，形气未充；生机蓬勃，发育迅速"，病理特点为"发病容易，传变迅速；脏气清灵，易趋康复"。了解孩子的生理病理特点，对于家长正确地养护孩子有着非常重要的意义。

## 生理特点

——脏腑娇嫩，形气未充；生机蓬勃，发育迅速。

脏腑娇嫩是指孩子的五脏六腑是稚嫩而不成熟的；形气未充是指孩子的形体、脏腑结构以及筋肉骨骼等有形物质及其功能活动也都还未成熟和完善。年龄越小，机体则越柔弱稚嫩，功能活动也越不完善。所以，中医学也常用"稚阴稚阳"一词来概括孩子在物质基础和生理功能的特点。

而从另一方面来说，孩子初生虽如同嫩芽，但其体格、智力以及脏腑功能均在生长发育中得到不断地完善和成熟。所以，中医学中还常用"纯阳"一词来概括孩子生机蓬勃、发育迅速的特点。当然，"纯阳"其实还表明，孩子为了适应各个阶段生长发育的要求，对水谷精微、营养物质的需要相对感到更加迫切，需要不断加以补充，所以阳相对旺盛，阴相对不足。

## 病理特点

——发病容易，传变迅速；脏气清灵，易趋康复。

由于孩子在形体和功能上均较稚嫩，所以抵抗疾病的能力比较弱，再加上年幼的孩子常不懂得自己增减衣物，也不懂得如何调节自己的饮食，难怪有一种调侃称："有一种冷叫做父母觉得你冷，有一种饿是父母觉得你饿！"所以一旦家长们没有调节好衣服的增减或进食的量，则导致孩子非常容易被外邪侵袭或被饮食所伤。中医学认为，孩子的护养过程中需要记住"常带三分饥与寒"。

孩子的五脏六腑虽形气皆有不足，但尤以肺、脾、肾三脏更为突出，所以孩子的肺、脾、肾三脏相关病证较为多见，尤以肺、脾为多。

孩子"肺常不足"，常表现为孩子抵御外邪的能力较弱，而且外邪极易首先犯肺，引发感冒、咳喘等肺系病症。所以，儿科发病率最高的便是肺系疾病。

孩子"脾常不足"是指孩子在生长过程中对营养物质的需求较高，这主要依赖脾胃的运化功能，但孩子的脾胃尚未健全，再加上孩子常常不能自调饮食，所以很容易被饮食所伤，出现食积、腹泻或呕吐等问题。所以，儿科脾胃系病症的发病率仅次于肺系。

孩子"肾常不足"是指孩子的形体及功能的成熟完善过程以及禀赋体质等很容易受到父母遗传及外界因素的影响，从而出现生长发育的障碍以及先天性疾病等等。

孩子除了有肺脾肾相对不足的病理特点，还有"肝常有余"，"心常有余"的特点，常表现为孩子患病易从热化火，甚至引动肝风，发生高热、惊风、神昏、抽搐等。

孩子不仅容易患病，而且患病后病情变化非常迅速，常常表现为疾病的寒热虚实可以迅速地发生转化，实证可以迅速转化为虚证，或出现虚实并见的情况。我们常常能见到孩子下午才有感冒的症状，晚上就很快进展为肺炎的情况，或腹泻后不久，即出现脱水和电解质紊乱的危候。

而另一方面，由于孩子受七情干扰较成人少，病因相对单纯，病程也不会很长，多为外感或乳食内伤，在加上孩子生机蓬勃，活力充沛，患病后恢复快，修复能力强，对治疗的反应比较敏感。所以，在病情的发展转归过程中，虽有病情变化迅速、易恶化的一面，但只要经过及时恰当的治疗与护理，却又比成人恢复得更快更好。

## 小儿体质的共性

由于体质在疾病的发生、发展及转归过程中有着重要的作用，所以家长应该了解孩子的体质，并根据孩子体质的特点进行针对性的养护，这对于孩子的健康来说非常重要。孩子处于生长发育的过程中，体质特点会与成人有所不同。自古以来，儿科医家对孩子体质特点的论述虽各有不同，但"不足"、"易变"及"可塑"可以说是孩子们共同的特点。

"不足"，也就是前面提到的"脏腑娇嫩，形气未充"的特点，也就是说孩子与成人相比，相对不足，表现为"稚阴稚阳"之体。因此，孩子常常比成人更易患病。在五脏六腑、气血津液皆不足的基础上，孩子主要表现为肺、脾、肾尤为不足，而心、肝相对有余的体质状态。

"易变"，是指孩子的体质状态比成人更容易发生变化。一方面，孩子"生机蓬勃，发育迅速"，形体结构和功能状态都在不断生长发育的过程中日渐成熟，孩子的体质状态也随之发生着一定的变化。另一方面，孩子体质比成人更容易受到影响，如环境、气候、饮食、疾病或药物等都可能会使体质有一定变化。

"可塑"是指孩子的体质状况具有很大的可塑性。家长们如果能了解孩子的体质类型，有针对性地做好辨体养护，孩子的体质就能在生长发育过程中更好完善，孩子也就能健康成长了。反之，家长不懂调理，则不但不能纠正孩子体质的不均衡，而且还可能会使正常的体质出现偏颇或加重体内的不均衡，导致孩子更容易患病或患病后不易恢复。

# 小儿体质的个性

体质的形成始于先天，可以说先天禀赋能决定与影响体质的形成和发展，也是维持个体体质相对稳定的重要条件。但是，个体禀受的父母之精所形成的体质也被各种后天因素所影响，并非是一成不变的。所处的地理环境、饮食劳逸、体育锻炼、精神情志、疾病情况、药物作用等等均能影响体质的形成、发展和变化。所以，受先天和后天因素的影响，孩子的体质也存在着个体差异，即孩子体质的个性。

尽管孩子的体质存在着个体差异，但这种差异性还是可以通过阴阳、气血和脏腑的偏盛或偏衰来概括的。目前由于研究者的观察角度不同，对孩子的体质还没有统一的分型方法。有的学者依据临床观察将孩子的体质分类为正常型、脾胃虚弱型、肝肾不足型、肾气不足型和血虚型5种体质，也有学者将其分为阴阳平和型、滞热型、脾胃气虚型、脾胃阴虚型和脾胃气阴两虚型等等。

# 小儿体质与疾病的关系

临床发现，即使在相同的致病因素下，有的孩子不会患病，依然健康；有的孩子则会患病，并且患病后的表现还不完全一样。不仅如此，临床中往往还会发现某些孩子对某个系统的疾病具有易感性，而这与孩子的体质状态有着密切的关系。曾有临床医生对100例哮喘患儿的体质进行调查后发现，哮喘患儿均为不均衡体质，其中脾肾不足明显者占哮喘患儿的80%。不同的体质决定了机体的功能状态有所不同，对外界刺激的反应和耐受程度也不同。

孩子体质特点的共性和个性决定了其疾病发生、发展和预后。体质也决定了孩子对某种致病因素的易感性和病变类型的倾向性，从而影响着疾病的传变与转归。所以家长们应该通过各种力所能及的干预方法及时调整孩子的体质，以达到防病治病的目的。既然孩子的体质受多种因素的影响，家长应该在辨清孩子的体质偏颇后，有针对性地综合采取饮食调理、锻炼调理、中医外治法甚至药物干预等方法，调整孩子的体质，使之趋向正常质或均衡质，以达到预防疾病、健康成长的目的。

在本书中，我们采用的是临床学者的六型分类法，将孩子的体质分为正常质、阳盛质、痰湿腻滞质、阴虚燥红质、阳虚迟冷质、气血两虚倦怠质六种类型。下面将介绍其中每一型体质的特点，以帮助家长们了解自己孩子的体质类型，并依据本书的相关篇章对孩子进行相应地保健护养。

## 正常质

正常质：即是阴阳无明显偏衰偏盛的均衡质。这类孩子体格壮实，精力充沛，胖瘦适中，体形匀称，皮肤不干燥也不油腻，肤色有光泽，头发色黑有光泽，肤色虽可能偏白或黑，但面色红润，双目有神，耐寒温，食欲好，大小便正常，舌淡红，苔薄白，脉象均匀有力。这类体质的孩子先天禀赋良好，后天调养也恰当，平时不易生病，日常的调养无需特别注意，其原则为平补阴阳，维持阴阳的平衡。

## 阳盛质

阳盛质：孩子形体多壮实，面色偏红，口唇色红，易口渴喜冷凉饮食，平时怕热喜凉，穿衣盖被比一般人少，易出汗，好动，性情较急躁，大便易干结或便秘，小便少而黄，舌红苔黄或腻，脉搏动有力而偏数。因孩子素体阳偏有余，若平素摄入偏辛辣或阳热的食物较多，则容易导致阳盛，甚至内火。这类体质的孩子患病后易化热生火，易出现高烧。平时的调养原则为滋阴清热。

## 痰湿腻滞质

痰湿腻滞质：孩子形体肥胖，或曾经肥胖，面色正常或淡黄，没有光泽，动作迟缓或不爱活动，易出汗，易疲倦，喜欢吃肉及甜食，大便稀，小便少，舌淡红，苔腻或舌面附有一层黏液，脉滑或濡，常常喉间有痰声。这类体质或因先天阳气素虚或因后天饮食，致脾弱运化不足而生痰。平时需要注意健运脾胃，促进脾胃的运化以化痰，所以调养原则为健脾化痰。

## 阴虚燥红质

阴虚燥红质：即阴相对偏衰、内有虚火的体质。这种体质的孩子形体偏瘦小，皮肤干燥，口鼻易干燥，头发发黄，没有光泽，常有颧红，喜欢冷凉饮食，睡眠少，睡后易出现烦躁不安或多汗（盗汗），或手心足心发热，唇色樱红，大便干或正常，小便少而色黄，舌质红，舌苔少或有剥脱，脉细而数。这类体质多因先天禀赋较弱，或久病耗伤阴液所致。平时需要注意滋补阴液，祛除虚火，所以调养原则为养阴清热。

## 阳虚迟冷质

阳虚迟冷质：即阳相对偏衰、阴寒在体内占优势的体质。这种体质的孩子面色可能偏白而没有光泽，恶寒怕冷，喜热饮食，常常四肢冰凉，穿衣比一般人多，不爱活动，容易疲倦乏力，大便稀软，小便量多而清，舌色淡，舌边常常有齿印，苔湿润色白，脉沉迟。这类体质多由于先天阳气不足，或后天阳气受损，或患病时寒邪伤阳。平时需要注意补益阳气，祛除内寒，所以调养原则为温补助阳。

## 气血两虚倦怠质

气血两虚倦怠质：孩子多偏瘦，面色偏黄或苍白，没有光泽，头发也干枯色黄，唇色淡而无光泽，饭量小，容易疲乏，不爱活动，动则汗出，舌色淡，一般喜欢安静，大便正常或便少而不干。这类体质多有先天不足，或后天长期调养不当，或因久病气血生化乏源所致，易受病邪侵袭。平时需要注意健运脾胃、益气养血，促进脾胃的运化吸收，使气血生化有源，所以调养原则为健脾和胃，补益气血。

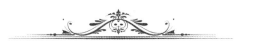

# 2 中医食疗（药膳）基础知识

饮食是营养物质的源泉，是保证我们生存的最基本的物质条件。食疗泛指利用饮食来治疗或辅助治疗疾病的方法。古代名医扁鹊就曾说过，"当医者当须先洞晓病源，知其所犯，以食治之，食疗不愈，然后命药"。食疗不仅安全有效，而且几乎没有什么毒副作用，所用材料也多是价格低廉，所以深得家长们的欢迎。

药膳是在中医药学理论指导下，把药物和食物合理地组方配伍，选用合适的烹饪方法，制作出的药膳食品。药膳通常具有促进人体健康、纠正不良体质、预防疾病发生、辅助治疗疾病以及促进病后康复等作用。药膳中的药物与食物合理搭配，既解决了药物苦口不利于孩子服用的问题，又增强了食物和药物健体、防病、治病的功效，所以非常适合孩子服用。因此，药膳是儿童保健中的重要内容。

 ## 2.1 食疗药膳的基本原则

### （一）辨证施食

辨证施食是食疗和药膳的根本原则。它以中医证型为前提和依据，按孩子的不同体质，疾病的不同证型分别配制食物或药膳。如孩子因为脾胃虚寒引起腹痛，可将温性的健脾的糯米、补脾益气的大枣和温肾补虚的胡桃仁煮粥食用，以达到健脾和胃、散寒止痛的目的；若孩子因为外感风寒而出现了畏寒、鼻塞、流涕、全身酸痛、头痛等症状，可选用生姜、葱白、红糖等食材煎汤热服，以祛风解表散寒；若出现阴虚燥咳，可将川贝母、银耳、百合等煮汤服用以滋阴润燥，化痰止咳。

### （二）辨病施食

辨病施食是以辨证施食为前提，根据病种的不同而选用不同的饮食。如肝血虚引起的视力减退、夜盲可选用菠菜猪肝汤；虚寒咳喘的孩子可食用姜汁杏仁猪肺汤；饮食积滞引起的厌食、泄泻等，均可选用山楂以消食积。

### （三）三因制宜

三因制宜，即因人、因地、因时制宜。因人的性别、年龄、禀赋强弱及性格类型等差异，其饮食忌宜有所不同。不同体质的孩子，其饮食忌宜也有差异。如体胖者多痰多湿，宜多食清利化痰之品；体瘦者多有阴虚、津亏血少，宜多吃滋阴生津的食品。我国地域辽阔，各地自然条件、饮食习惯亦有不同，应选用适合当地地理环境的膳食和烹饪方法。例如，南方沿海地区属于亚热带海洋性气候，气温高且湿度大，易出现湿热证，饮食适合汤、羹类，以补充水分，促进消化，增强营养。药膳还应随四季气候的变化而作出相应的改变，如春季为万物生发之始，阳气发越，不宜过食辛辣发散之物；冬季万物收藏，天寒地冻，应多食温热御寒之品。不过，这些也不是绝对的。例如，夏季室内常使用冷气空调，如果室内温度过低，孩子则不仅不能多吃寒凉、生冷的食物，反而应适当食用一些温性的食物。同样，冬季如果经常生活在热暖气的房间，室内燥热，孩子则不能多吃羊肉等热性食物，反而还应吃些养阴润燥的食物。

## 2.2　食物的基本属性

食物的基本属性即食物的性能，是前人在漫长的生活和临床实践中，对食物的作用和功能用中医理论加以总结，逐渐形成的一套独特的理论体系。食物可以说是中药组成的一部分，也即所谓的"食药同源"。因此，食物的性能和药物的性能是一致的，包括四气、五味、归经、升降沉浮。

## 四　气

食物的四气，是指我们经常所说的寒、热、温、凉四种性质。因为凉仅次于寒，温与热性质相近，所以食物又通常被分为寒凉性、平性、温热性三大类。其中，平性食物最多，温热性次之，寒凉性食物相对较少。

寒凉性的食物，具有滋阴、清热、泻火、凉血、解毒等作用，适用于孩子患热性病症时食用，孩子可能表现为发热、口渴心烦、头晕头痛、小便黄赤、大便秘结等。若孩子是阴虚燥热或阳盛的体质，也可以经常食用寒凉性的食物。常见的寒凉性食物有豆腐、绿豆芽、青菜、芹菜、菠菜、冬瓜、空心菜、苋菜、茄子、苦瓜、海带、紫菜、兔肉、鸭肉、柿子、西瓜、苹果、梨、枇杷、猕猴桃等。

温热性的食物，具有温经、散寒、助阳、通络、活血等作用，适用于孩子患寒性病症时食用，孩子可表现为喜暖怕冷、肢体不温、口不渴、小便清长、大便稀薄等。如果孩子属于阳虚迟冷的体质则应该经常食用这类食物。常见的温热性食物有姜、葱、韭、蒜、辣椒、酒、南瓜、香菜、洋葱、韭菜、芥菜、糯米、荔枝、龙眼、樱桃、金橘、核桃、栗子、松子、黄鳝、对虾、鲍鱼、海参、淡菜、鸡肉、鸡蛋、羊肉、狗肉等。

平性食物，无明显寒热温凉偏性，其作用缓和，任何体质的孩子均可食用。常见平性食物有粳米、山芋、山药、土豆、黄豆、胡萝卜、豇豆、四季豆、木耳、葡萄、莲子、葵花子、花生、猪肉、猪腰、鸡蛋、鸽子、鹌鹑、蜂蜜、白砂糖、芝麻等。

另外要注意的是，食物的烹调方式会改变食物的性能，通过炸煎炒的食物偏向温热性，而通过蒸煮的食物偏向寒凉性。所以，家长在给孩子准备食物时应注意寒热搭配及烹调方式。冷饮、螃蟹、苦瓜等大寒的食物以及油炸烧烤类大热的食物或辣椒等均应少量食用。

## 五　味

食物的五味，是指食物具有酸、苦、甘、辛、咸五味，其中甘味食物最多，酸味和咸味食物次之，辛味食物更次之，苦味食物最少。这里的五味不只是口感味觉概念，更主要的是它们还具有功效的内涵，可将其概括为酸收、苦降、甘补、辛散、咸软。

具体来说，酸味食物（常常把涩味也包括在酸味中）具有收敛、固涩、生津等作用，如梅子、酸枣仁等；苦味食物具有清热、泻火、燥湿、解毒等作用，如苦瓜、百合等；甘味食物，具有滋养、补脾、止痛、润燥的作用，如蜂蜜、山药等；辛味食物（包括芳香、辛辣味）有发汗解表、行气、活血、化湿、开胃等作用，如葱、生姜、薤白、玫瑰花、茉莉花、胡椒等；咸味食物具有软坚、散结的作用，如海带、紫菜等，此外咸味食物，如海参，还具有补肾、养血作用。

每种食物可能仅有一种味，也可兼具几种味。如萝卜、芹菜既是甘味食物又是辛味食物，柚子、杨梅既是甘味食物又是酸味食物，所以食物的作用也是多样性的。

## 归　经

食物的归经是指食物主要对人体某些脏腑及其经络能产生明显的作用，而对其他经络或脏腑作用较小或没有作用。例如梨、香蕉、桑葚、猕猴桃等都具有生津清热的作用，然而梨侧重于解肺热，香蕉侧重于清大肠之热，桑葚侧重于清肝之虚热，猕猴桃则侧重清膀胱之热。

另外，食物的归经还与食物的五味有关，即五味入五脏。一般来说，酸味入肝经，苦味入心经，甘味入脾经，辛味入肺经，咸味入肾经。如乌梅、醋等酸味食物能治疗肝胆疾病；苦瓜、绿茶等苦味食物能够治疗心火上炎或移热大肠证；红枣、山药等甘味食物能健脾益胃、补益气血；生姜、芫荽等辛味食物能治疗肺气不宣的咳喘症状；牡蛎、海参等咸味食物具有滋补肾阴的作用。

另外，前人也提出了"以脏补脏"的说法，简单来说就是吃什么补什么，如猪肝可补肝明目，常用于假性近视食疗方；猪肾可补肾益精，常用于肾气不足食疗方。但是，并不是所有动物内脏都能食用，尤其是某些腺体或淋巴组织最好不要食用。

这里有必要说明的是，食物既然和药物一样具有其性味、归经及相应的功能，也就应该有类似于药物的升降浮沉的作用趋向。一般性温热、味辛甘淡的食物，其属性为阳，其作用趋向多为升浮，如姜、蒜、花椒等，可用于治疗病位在上在表的病症，如头痛、畏寒、发热等，也可用于病势下降的病症，如久泄脱肛等；而性寒凉，味酸苦咸的食物，其属性为阴，其作用趋向多为沉降，如杏仁、梅子、莲子、冬瓜等，可用于治疗病位在下在里的病症，如大小便不通、呕吐等。

## 2.3　常用食物的性质和功能

中医学从食物的性味、归经等来认识食物的性质和功能，这也是运用食疗（药膳）的重要依据。而从现代营养学的角度来看，食物的营养素及其生理功能是食疗（药膳）的重要基础。其实，中医对食物的性味、归经及其功能的概括也是在人类摄取食物的长期实践中总结出来的，往往已经包含了现代营养学的内容。如动物肝脏、胡萝卜能补肝明目，与其所含维生素 A 有关；花生及薏苡仁能健脾消肿，与其所含维生素 $B_1$ 有关；而荠菜、番茄可凉血止血，也与其所含维生素 C 有关等。

在这部分内容中，我们将列举常用食物的主要营养成分及其性味、归经、功能等，为家长平常选择食物时提供参考。

现代营养学认为食物是由七大营养素组成，包括碳水化合物、蛋白质、脂肪、维生素、矿物质、水和膳食纤维。其中碳水化合物、蛋白质和脂肪是人体需要量比较多的，被称为宏量营养素；它们还是能量的主要来源，故又称为产能营养素。维生素和矿物质是人体需要量较少的，一般以毫克或微克计，因此被称为微量营养素；水和膳食纤维也是人类健康不可缺少的，具有特殊功效，被称为其他营养素。此外，食物除了含有一些营养成分外，还可能含有一些具有特殊功效的成分，如黄酮、多酚、皂苷类等化合物，这些化合物又称为植物化学物，具有一定的保健功效。食物的营养成分与食物性能也是密切相关的，一般水分含量较多的食物大都为寒凉性，如大部分的蔬菜与水果；碳水化合物含量较高的食物大都为甘味，如粮食类等。

食物种类繁多，不同食物的营养成分有所不同，性味归经也会不同，因此其功能也有所差别。

# 谷　类

谷类即通常所说的粮食或主食，主要是指米、面等，是能量的主要来源。孩子的膳食中也应以谷类为主，同时也是婴幼儿首先添加的食物类型。

## （一）主要营养成分

谷类中含量最高的营养素是碳水化合物，多以淀粉形式存在，占谷物总量的 70% 以上，是能量最主要最经济的来源。谷类含有 7% ～ 10% 的蛋白质，膳食中提供蛋白质的主要来源，但其必需氨基酸组成不均衡，因此需要和其他食物同时食用，从而提高蛋白质的营养价值，如谷豆混用。谷类脂肪含量较低，多集中于谷胚中；谷物中以 B 族维生素为主，特别是维生素 $B_1$ 和烟酸。谷类矿物质含量为 1.5% ～ 3%，主要是钙、磷，但大部分是以植酸盐形式存在，吸收率较低。

## （二）性味归经及功能

谷类性味大多为甘平，少数略偏凉（如荞麦、薏苡仁等）或偏温（如糯米等），久食不会对人体产生阴阳偏性，故能作为主食。此外谷类属脾胃经，多具有益胃健脾的功效。

粳米：甘平；入脾胃经；补中益气，健脾和胃，除烦止渴。

糯米：甘温；入脾胃肺经；补中益气，健脾止泻。

小麦：甘凉；入心脾肾经；养心益脾，除热止渴，利小便。

大麦：甘凉；入脾胃膀胱经；补脾和胃，利尿。

小米：甘咸微寒；入脾胃肾经；健脾和胃，滋养肾气，清虚热，安眠。

玉米：甘平；入大肠胃经；调中和胃，利尿排石，降脂降压，降血糖。

荞麦：甘凉；入脾胃大肠经；消积下气，健脾除湿。

薏苡仁：甘凉；入脾肺肾经；利水渗湿，健脾止泻。

# 豆 类

豆类分为大豆类（黄豆、黑豆等）及其他杂豆类（蚕豆、豌豆、绿豆、赤豆等），其营养价值较高。豆类制品是指以大豆或绿豆为原料加工制作的产品，如豆浆、豆腐、豆腐干等。

## （一）主要营养成分

豆类中蛋白质含量较高，特别是大豆类蛋白含 35% ～ 40%，其他杂豆类蛋白含量为 20% ～ 25%，是优质蛋白质的重要来源。大豆类脂肪含量高达 18%，以不饱和脂肪酸居多，占 85%，其中含亚麻酸必需脂肪酸等较丰富，还含有丰富的磷脂；而其他杂豆类脂肪含量较低。大豆类碳水化合物的含量中等，为 25% ～ 30%，其他杂豆类含量较高，为 65% 左右；大豆类的碳水化合物大多是膳食纤维素和可溶性的多糖，如棉籽糖、水苏糖，由于人类消化道不能分泌消化它们的酶类，但因能被细菌发酵产气，特别能够促进肠道内有益菌如双歧杆菌的生长繁殖，因而具有一定的保健作用，但食用过多容易引起孩子胀气，所以家长应注意给孩子适量食用；其他杂豆类的碳水化合物则以淀粉为主。豆类矿物质含量为 2% ～ 4%，含有钙、磷、钾等，并有微量元素铁、铜、钼、锌、锰等，其中尤以钙含量丰富，是孩子钙的另一个来源。豆类中的维生素主要是 B 族维生素，尤其以维生素 $B_1$、维生素 $B_2$、尼克酸含量较高。干豆类几乎不含维生素 C，但经发芽成豆芽后，维生素 C 含量会明显提高。

## （二）性味归经及功能

豆类食物性味多为甘平，少量偏寒凉（绿豆等），具有补益气血、健脾和胃等功效，经常食用可有助于缓解便秘、泄泻及呕吐等问题，尤以黄大豆及白扁豆补益效果最佳。另外，绝大多数豆类还具有利尿除湿的功效。不过，干豆类不能食用过多，并一定要煮熟，否则容易引起孩子腹胀、呕吐等。

黄大豆：甘平；入脾大肠经；健脾宽中，益气。

黑大豆：甘平；归脾胃经；活血利水，解毒。

绿豆：甘凉；入心胃经；清热解毒，解暑利水。

赤豆：甘酸平；入心小肠经；利水除湿，消肿解毒。

扁豆：甘平；入脾胃经；健脾和中，化湿。

豆浆：甘平；入肺胃经；补虚润燥，清肺化痰。

豆腐：甘凉；入脾胃大肠经；生津润燥，清热解毒。

# 蔬菜类

烹饪适当的话，蔬菜可以大量食用，是其他食物的重要补充。蔬菜种类较多，按可食部位不同可分为叶菜类、根茎类、鲜豆类、瓜茄类及菌藻类，是膳食纤维、维生素和矿物质的主要来源。

## （一）主要营养成分

蔬菜水分含量较高，多达 90% 以上。但多数蔬菜的蛋白质含量较低，一般为 1%～2%，只有菌藻类中蛋白含量较高可达 20%。蔬菜的脂肪含量较低，不超过 1%；而碳水化合物的含量在 4% 左右，其中根茎类的含量更高（如土豆、山药、甘薯等）。蔬菜中所含纤维素和半纤维素等是膳食纤维的主要来源。蔬菜尤其是绿叶蔬菜含有丰富的矿物质，以钾含量较高，钙镁也较丰富。但因蔬菜中草酸、植酸的含量较高，所以导致其吸收率较低。新鲜蔬菜还含有丰富的维生素，如维生素 C、胡萝卜素、维生素 $B_2$ 以及叶酸，其含量与蔬菜的品种、鲜嫩程度和颜色有关。此外，蔬菜中含有一些特殊的植物化学素，是其具有特殊作用的重要原因。

## （二）性味归经及功能

蔬菜性味多属甘平或甘凉，以清热除烦、通利大小便为主；少部分蔬菜辛温（香菜、大葱、大蒜等）具有温中散寒、开胃消食的作用。

水芹：甘辛凉；入肺胃经；清热利水，止血止带。

旱芹：甘苦凉；入肝经；平肝清热，利湿治淋。

白菜：甘平微寒；入肺胃膀胱经；清热除烦，利尿。

韭菜：甘辛温；入肝胃肾经；补肾助阳，温中开胃，散瘀血。

菠菜：甘凉；入肝胃大肠经；清热除烦，生津止渴，养肝明目，润燥滑肠。

空心菜：甘微寒；入肠胃经；清热凉血，利二便，解毒。

葱：辛温；入肺胃经；发汗解表，通阳散寒，驱虫解毒。

大蒜：辛温；入脾胃肺经；解毒杀虫，温中健胃，消食。

洋葱：辛温；入肺经；发汗解表，通阳散寒，清热化痰。

白萝卜：辛甘凉；入肺胃经；消食化痰，清热凉血，下气宽中。

胡萝卜：甘平；入脾肝肺经；健脾消食，清肝明目。

莲藕：生用甘寒，熟用甘微温；入脾胃心经；生用清热润肺凉血化瘀；熟用补益脾胃，止血益血。

生姜：辛温；入脾胃肺经；发热散寒，健脾止渴，解毒。

甘薯：甘平；入脾肾经；健脾益气。

山药：甘平；入肺脾肾经；健脾益气，益精固肾。

茄子：甘凉；入胃大肠经；清热凉血，消肿利尿，健脾和胃。

番茄：甘酸微寒；入肝脾胃经；生津止渴。

冬瓜：甘微寒；入肺大肠膀胱经；清热利水，消肿解毒，生津除烦。

黄瓜：甘寒；入胃小肠经；清热止咳，利水解毒。

南瓜：甘温；入脾胃经；补中益气，化痰排脓，驱虫。

苦瓜：苦寒；入心脾胃经；清热解暑，明目。

# 水果类

水果与蔬菜一样也是膳食纤维、维生素和矿物质的重要来源，具有一定的排毒作用。

（一）主要营养成分

新鲜水果水分较高，其他营养素含量较低，蛋白、脂肪含量均不超过1%。碳水化合物含量为6%～28%，以果糖、葡萄糖和蔗糖为主。水果中维生素 $B_1$ 和维生素 $B_2$ 含量不高，胡萝卜素和维生素C含量因品种不同而异。水果中的矿物质以钾、钙、镁和磷为主。此外，水果还含有芬芳的香味，同时还有一些有机酸，可促进食欲、帮助消化。干果是新鲜水果经过加工晒干制成，但由于加工的影响，维生素尤其是维生素C，损失较多。

（二）性味归经及功能

水果类的性味以甘酸寒凉为多，因此养阴清热生津的效果较好。

苹果：甘微酸凉；入脾胃经；生津止咳，清热除烦，益脾止泻。

香蕉：甘凉；入胃大肠经；清热润肠，解毒止痛。

梨子：甘微酸凉；入肺胃经；清热生津，润燥化痰。

橙子：甘微酸微凉；入胃肺经；生津止渴，开胃下气。

山楂：甘酸微温；入脾胃肝经；消食积，散淤血，利尿，止泻。

桃子：甘酸平；入胃大肠经；益胃生津，润肠。

葡萄：甘微酸平；入肾肝胃经；补气血，强筋骨，利小便，安胎，除烦止渴。

枇杷：甘酸凉；入脾肺肝经；润肺止咳，下气，止咳化痰。

荔枝：甘微酸微温；入脾胃肝经；生津止渴，补气益血猕猴桃：甘酸寒；入脾胃经；清热生津，和胃降逆。

西瓜：甘寒；入胃心经；清热解暑，除烦止渴，利小便。

## 畜禽肉类

畜肉类是指猪牛、羊等牲畜的肌肉、内脏及其制品；禽肉类是指鸡、鸭、鹅等家禽的肌肉、内脏及其制品。

### （一）主要营养成分

畜禽肉类的营养成分因动物的种类、年龄、肥瘦程度及部位不同而不同。畜禽肉类蛋白质主要存在于肌肉组织，含量 10% ～ 20%，均为优质蛋白质、完全蛋白质，容易被人体消化吸收利用。畜类的脂肪含量较高，以饱和脂肪酸为主；禽类脂肪含量较低，含有较多亚油酸。胆固醇含量在不同部位有差异，100 g 瘦肉中约 70 mg；肥肉较高，约为瘦肉的 2 ～ 3 倍；内脏更高，约为瘦肉 4 ～ 5 倍；脑中含量最高，每 100 g 约为 2000 ～ 3000 mg。畜肉类是铁和磷的重要来源，含有较多硫、钾、钠、铜等；禽肉也含较多矿物质，但硒含量高于畜肉。瘦肉和内脏 B 族维生素含量较多，尤其是肝脏含多种维生素（尤以维生素 A、维生素 D）；禽肉中还含有较多维生素 E。可见，禽肉类具有高蛋白、低脂肪、富含维生素的特点，相对于畜肉类口感更加细腻，易于消化，是孩子的补益佳品。

### （二）性味归经及功能

畜肉类中寒、热、温、凉性均有，禽肉类以甘平居多，两者均属于"血肉有情之品"，补益作用较强，多具有益气养血、补脾肾之功效。

猪：甘平；入肺脾肝经；滋阴润燥，益气补血。

牛：甘微温；入脾胃经；补脾胃，益气血。

羊：甘温；入脾肾经；温中暖肾，益气补虚。

鸡：甘温；入脾胃经；温中补脾，益气养血，补肾益精。

鸭：甘咸凉；入肺脾肾经；滋阴养胃，利水消肿。

鹅：甘平；入脾肺经；益气补虚，益胃止渴。

鸽子：咸平；入肝肾经；补肝肾，益气血，祛风解毒。

鹌鹑：甘平；入脾肝经；健脾消积，滋补肝肾。

## 水产类

水产类分为鱼类、贝壳类及其他类。

## （一）主要营养成分

水产类含有蛋白质 5% ～ 20%，均属完全蛋白质，吸收利用率高。水产类脂肪含量低，一般为 1% ～ 3%，多由不饱和脂肪酸组成（如 DHA、EPA），胆固醇含量一般较低，每 100 g 约含 100 mg。水产品的矿物质含量比畜禽肉类高，约 1% ～ 2%，钙的含量非常丰富。海产品中碘的含量也较高。水产类富含 B 族维生素，如维生素 $B_2$、尼克酸等，海产鱼类的肝脏富含维生素 A、维生素 D，是其人工提取的主要来源。鱼籽含较高蛋白质、矿物质及胆固醇，营养价值较高，但不容易消化，因此不太适合孩子食用。

## （二）性味归经及功能

鱼类性味多属甘平，具有健脾益气补血的功能，部分鱼类还具有补肾益精的功效；贝类性味多为咸凉或咸寒，有滋阴除热的功能，部分贝类具有清利湿热的功效。

鲫鱼：甘平；入脾胃经；益脾开胃，利水除湿，清热解毒。

鲢鱼：甘温；入脾肺经；温中益气，利水止咳。

黄花鱼：甘平；入脾胃经；补脾益气，开胃。

银鱼：甘平；入脾胃经；补虚健脾，润肺，消积。

黄鳝：甘温；入肝脾肾经；补气血，强筋骨，除风湿。

带鱼：甘温；入脾胃经；养肝补血，和中开胃。

鳜鱼：甘平；入脾胃经；补气血，益脾胃。

鲈鱼：甘平；入脾胃肝肾经；益脾胃，补肝肾。

乌鱼：甘咸平；入肝肾经；补肝肾，滋阴养血。

鲶鱼：甘温；入胃膀胱经；补气滋阴，开胃利尿。

泥鳅：甘平；入脾肺经；暖中益气，除湿清热，壮阳。

河虾：甘温；归肝肾经；补肾壮阳，解毒。

对虾：甘咸温；入肝肾经；补肾壮阳，益气开胃，祛风通络。

螃蟹：咸寒；入肝胃经；清热散血、滋阴补髓、利湿。

牡蛎：甘咸平；入肝经；滋阴益血，清热除湿。

河蚌：甘咸寒；入肝肾经；清热滋阴，养肝明目。

# 蛋 类

蛋为禽类卵的通称，常见蛋类有鸡蛋、鸭蛋、鹌鹑蛋和鸽子蛋等，各种禽蛋的结构都很相似，由蛋壳、蛋清、蛋黄三部分组成。

### （一）主要营养成分

蛋类含蛋白质在 10% 以上，蛋黄中蛋白含量较高，蛋清中蛋白含量较低，均属于优质蛋白质，与合成人体组织的蛋白质所需的模式十分接近，又称为理想蛋白质。蛋类脂肪较少主要集中于蛋黄，易消化吸收；蛋类含较高胆固醇，也主要集中于蛋黄；此外蛋黄中还含有较多卵磷脂，能够提高孩子的智力及记忆力。蛋类中矿物质也主要集中于蛋黄内，以钙、磷、铁，钾、钠为主，而铁与卵黄高磷蛋白结合，利用率较低。蛋类含较多维生素 A、维生素 E、核黄素、硫胺素，但受环境影响，如季节及动物所喂的饲料都会影响蛋类所含的维生素。总的来说，蛋黄的营养价值高于蛋白，因此孩子食用蛋类时，一定要吃蛋黄，但也不能多吃，每天 1～2 个即可！

### （二）性味归经及功能

蛋类性味均多甘平，不同部位其性味也有所差别。中医认为蛋类均有滋阴润燥、养血益肺的作用。

鸡蛋：蛋清甘凉，蛋黄甘平；入心肾经；蛋清可清肺利咽，清热解毒；蛋黄能滋阴养血，润燥息风。

鸭蛋：甘凉；入心肺经；滋阴清肺，止咳，止痢。

鹌鹑蛋：甘平；入心脾肝经；补五脏，益气，强筋骨。

鸽子蛋：甘平；入脾肾经；补肾益气。

# 奶　类

常用的奶类有牛奶、羊奶、马奶，其中食用最多的是牛奶；乳类经过浓缩、发酵等工艺可制成奶制品，如奶粉、酸奶、炼乳等。乳类营养丰富，含有人体需要的各种营养素，容易被人体消化吸收，是母乳以外人类最好的食品。因而，对于无母乳喂食以及处于生长发育中的孩子来说有重要的作用。

### （一）主要营养成分

奶类蛋白质含量约 2.8%～3.3%，主要由酪蛋白、乳清蛋白和乳球蛋白组成，均属完全蛋白质，吸收利用率高。奶类脂肪含量较低，为 3.5%～5%，以饱和脂肪酸含量高，其胆固醇含量低，每 100 g 仅含有 13 mg。奶中碳水化合物为 3.4%～7.4%，主要形式为乳糖，含量低。乳糖易为人体吸收，可调节 pH，促进胃肠蠕动，促进消化液分泌，抑菌，促进钙吸收。奶中矿物质含量丰富，特别是钙含量较高，如牛奶中钙含量为 104 mg/100 ml，但奶中铁含量较低，喂养婴儿时要注意补充铁。奶中含有一定量的维生素 A、维生素 D、维生素 C、维生素 $B_2$ 等，但其含量与季节及动物所喂的饲料有关。

此外需要注意的是，有些孩子食用奶类会出现腹泻、腹胀的现象，这是由于孩子体内缺少乳糖酶而不能够分解乳糖，这种现象称为乳糖不耐症。对于这类孩子可以食用添加乳糖酶的牛奶，或者酸奶，或者采用少量多次食用的方法。酸奶是由牛奶加乳酸菌发酵而成，其更容易被消吸收。但是，一岁以内的孩子不宜食用普通牛奶及酸奶，应食用母乳或婴幼儿奶粉。

### （二）性味归经及功能

不同奶类性味不同，牛奶性味甘平，为平补之品，适合各类体质的孩子。羊奶性味甘温，为温补之品，更适合阳虚体质的孩子；马奶性味甘凉，为清补之品，更适合阳盛体质的孩子。

牛奶：甘平；入心肺经；补虚损，益肺胃，生津润肠。

羊奶：甘温；入心肺经；润燥补虚。

马奶：甘凉；入心肺经；补虚强身、润燥美肤、清热止渴。

酸奶：甘酸；入心肺胃经；生津止渴，补虚开胃。

## 2.4　药膳中常用的中药

### （一）解表药

解表类药物具有发散表邪，解除表证的功效，用于治疗发热、恶寒、身痛、无汗或有汗不畅、脉浮的外感表证。解表药分为发散风寒药和发散风热药。常用于药膳的发散风寒药有紫苏、生姜、香薷、荆芥、葱白、胡荽等；常用于药膳的发散风热药有薄荷、牛蒡、桑叶、菊花、淡豆豉等。

### （二）清热药

清热类药物具有清解里热的作用。可用于药膳，具有治疗高热烦渴症的中药有芦根、竹叶等；治疗火毒痈肿的有金银花、连翘、鱼腥草、马齿苋、绿豆等；具有清热凉血，养阴清热作用的有生地黄等。

### （三）泻下药

泻下类药物具有泻下通便的作用。常用于药膳的有芦荟、郁李仁、火麻仁等。

### （四）化湿药

化湿类药物多芳香温燥，具有化湿运脾的功效，可用于暑湿感冒、呕吐、泄泻等病症。常用于药膳的有藿香、佩兰、砂仁等。

### （五）利水药

利水类药物具有利水消肿的作用，可用于水肿、痰饮等病症。常用于药膳的有茯苓、薏苡仁、冬瓜皮、玉米须、葫芦、荠菜、车前子、通草、茵陈蒿、金钱草。

### （六）温里药

温里类药物具有温里祛寒的作用，多用于受寒引起的腹痛、呕吐、泄泻等病症。常用于药膳的有干姜、肉桂、小茴香、花椒、丁香、胡椒等。

### （七）理气药

理气类药物具有调理气机的作用，用于脾胃气滞引起的脘腹胀痛、呕吐、腹泻或便秘。常用于药膳的有橘皮、枳壳、佛手、玫瑰花、柿蒂、刀豆等。

### （八）消食药

消食类药物具有消积导滞，促进消化的作用。常用于药膳的有山楂、神曲、麦芽、谷芽、莱菔子、鸡内金等。

### （九）化痰止咳平喘药

此类药物常用于咳喘病症。常用于药膳的有桔梗、川贝母、浙贝母、瓜蒌、竹沥、昆布、胖大海、杏仁、苏子、白果等。

### （十）补虚药

补虚类药物具有补益正气，增强体质的作用。补虚药分为补气、补血、补阴、补阳四类。常用于药膳的补气药有人参、西洋参、党参、太子参、黄芪、白术、山药、白扁豆、甘草、大枣、蜂蜜；常用于药膳的补血药有当归、熟地黄、白芍、何首乌、阿胶、龙眼肉；常用于药膳的补阴药有北沙参、百合、麦冬、玉竹、黄精、石斛、枸杞子、桑葚、黑芝麻；常用于药膳的补阳药有鹿茸、补骨脂、益智仁、肉苁蓉、菟丝子、杜仲、续断、核桃仁、冬虫夏草、紫河车。

### （十一）收涩药

收涩类药物具有收敛固涩的作用，用于久泻、遗尿等病症。常用于药膳的有五味子、乌梅、肉豆蔻、山茱萸、桑螵蛸、莲子、芡实等。

## 2.5 药膳的分类

### （一）按药膳的功效分类

（1）解表类　用于疏散风寒或风热表邪，如荆芥粥、桑叶薄竹饮等。

（2）清热解毒类　用于邪热内盛证，如五汁饮、胖大海饮等。

（3）泻下类　用于内有热结，或肠燥便秘，如三仁丸、莱菔子粥等。

（4）温里祛寒类　用于寒邪内盛引起的腹痛、消化不良等病症，如丁香肉桂红糖煎等。

（5）化痰止咳类　用于健脾化痰，宣肺止咳，治疗咳喘病症，如萝卜健运膏、橘皮粥等。

（6）消食健胃类　用于导滞消食，治疗食积引起的呕吐、腹痛、泄泻等病症，如麦芽山楂饮、鸡内金消食方等。

（7）补益类　用于补益气血阴阳诸虚，如党参黄芪蒸鹌鹑、山药茯苓包子、益智粥、沙参炖肉、益脾饼、灵芝粥等。

**（二）按药膳形态分类**

孩子的药膳要求色、香、味、功效俱全，以满足孩子饮食和治疗疾病的需求，因此，药膳也要多样化，表现膳食的特点。

（1）粥食类　米面是中国居民的主食，各种粮食又是健脾养胃的主要食材，因此，粥食类适合日常保健和病后康复。常以粳米、小米、小麦等富含淀粉的食物，搭配对证的药物，经过熬煮等工艺制作而成的半流质状食品，易于人体消化吸收。如荆芥粥、灵芝粥等。

（2）菜肴类　菜肴是用肉类、蔬菜类、水产品等原料，经过切配和烹调加工制作的食品。菜肴口味多样，能促进食欲，非常适合孩子食用，如党参黄芪蒸鹌鹑、内金黄鳝、沙参炖肉等。

（3）米面食类　即面点、糕点，是以米、面为原料制成的食品。由于其质地柔软，又可作为主食，在孩子的药膳中使用广泛。如益脾饼、健脾消食糕、花椒面、芡实山药糊、山药茯苓包子等。

（4）汤羹类　汤是用少量食物或加药物，再加入较多量的水或另外熬制的汤汁，烹制成以汤汁为主的一类菜式；羹是以肉、蛋、植物性原料为主料，加水烹制成汤汁稠厚的一类菜式。汤羹类食品适合幼儿用，如陈皮红枣汤、佛手姜汤、薏苡仁荸荠汤、银耳羹等。

（5）鲜汁、饮类　鲜汁是由汁液丰富的植物果实、茎、根，经过捣烂、压榨取得；饮是以挥发性药材为原料，用开水冲泡而成的液体。此类药膳含有大量水分，且口感清甜，适合孩子食用，如石斛甘蔗饮、西瓜番茄汁、蜜糖银花饮、麦芽山楂饮等。

（6）糖渍食品　以糖类为主要原料，经过加水熬炼而成的固态食品。如川贝炖梨膏、蜜饯萝卜等。

## 2.6 药膳的制作方法

**（一）药粥的制作方法**

（1）中药饮片与谷米同煮　选择色、味、形适合烹饪，且能食用的中药与米同煮，如山药、百合、大枣、龙眼肉等与米同煮，能增加药粥的形色，又增强了疗效。

（2）中药饮片研末与谷米同煮　质地硬、难以煮烂的药物，应将其粉碎为细末，再与米同煮。如贝母、茯苓等，研磨成粉，再煮粥，达到促进药物吸收，增强药膳疗效的作用。

（3）药物取汁与谷米同煮　有些不能食用或味道刺激强的药物，如当归、川芎等，不宜直接煮粥，须煎取汁，再与谷类同煮成粥。

**（二）药膳面点的制作方法**

药膳面点是将药物研末，或煎取药汁，加入到面粉中，然后经过和面、揉面、下药、下馅等工艺流程制成的食品。这类药膳可作主食或零食食用，质地柔软，易于消化，便于孩子食用。

**（三）热菜类药膳制作方法**

（1）煮　把药物和食物放在较多量的清水或汤汁中，大火烧开后用小火煮熟。

（2）炖　在药物与食物中加入清水，放入调料，先用大火烧开，再用小火熬煮至熟烂。烹制时间比煮长。

（3）熬　把药物与食物放入锅中，倒入清水，大火烧开后改为小火，熬至汤汁浓稠，烹制时间比炖长。

（4）煨　将药物和食物放在锅中，加入清水，用小火长时间地烹调，煨至软烂。

（5）蒸　将食物和药物放在容器里，置蒸笼内蒸至熟烂。

（6）炒　将油锅烧热，药膳原料直接入锅，急火快速翻炒至熟。

（7）爆　先用热油煸炒辅料，再放入主料，倒入芡汁快速翻炒至熟。

（8）熘　将药膳辅料用热油煸炒后，加入主料，然后倒入勾兑好的芡汁，快速翻炒至熟。熘法一定要勾芡。

（9）炸　将锅内放入较多量的油加热，再将药膳原料放入热油中加热至熟。

**（四）凉菜类药膳制作方法**

（1）拌　将食物加工切制成一定形状，再加入调味品搅拌而成。

（2）炝　将食物加热处理后，加入各种调味品搅拌，或加热花椒炝成药膳。

（3）腌　将食物浸泡在卤汁中，或腌制一定时间以去除食物内部的水分，使原料入味。

（4）冻　将含胶质多的食物加热，煮到一定程度后停止加热，待其冷凝后食用。

**（五）药膳饮料的制作方法**

药膳饮料包括保健饮料、药酒、药茶等。孩子药膳饮料多选择保健饮料。保健饮料是以药物、水、糖为原料，用浸泡、煎煮、蒸馏等方法提取药液，再经过过滤、澄清等工艺，加入蜂蜜或冰糖兑制而成。保健饮料口感甜，含大量水分，具有养阴生津、润燥止渴的作用，适合孩子发热、燥咳时饮用。

# 2.7　辨体择食保健

根据孩子不同的体质，合理地选择食物，纠正异常的身体状态，从而减少疾病的发生，促进孩子的生长发育。

下面介绍的食疗药膳代表方中有一个推荐的量，但孩子体重及年龄各不相同，家长可根据孩子的具体年龄和体重，来考虑孩子每次食用的量。

**（一）燥红质的食疗药膳代表方**

燥红质的孩子，饮食调养的原则是养阴清热。日常膳食可选择性平、甘寒或甘凉的食物，如黑芝麻、百合、绿豆、冬瓜、豆腐、银耳、甘蔗、海蜇、鸭肉、鳖等。少吃辛热、温燥的食物，如狗肉、羊肉、辣椒、胡椒等。烹饪方式尽量不要选择煎炸或炙烤。常用的养阴药物有山药、百合、桑椹、麦冬、沙参、黄精、石斛、玉竹、女贞子等。

（1）黑芝麻粥

组成：黑芝麻 10 g，粳米 50 g。

分析：黑芝麻性味甘、平，具有补肝肾、润肠燥的作用；粳米性味甘、平，具有补中益气、健脾和胃、除烦渴的作用。黑芝麻和粳米配伍共奏养阴益气的功效。此方可以经常食用。

制作与烹饪方法：黑芝麻炒后研成细末备用，粳米淘洗干净备用。黑芝麻与粳米放入锅中，加清水，大火烧开后，改用小火慢炖至粥熟。

（2）蛋清银耳百合汤

组成：蛋清 3 个，银耳 10 g，鲜百合 6 g，少量植物油和白糖。

分析：蛋清性味甘凉，具有清肺利咽，清热解毒的作用；银耳性味甘淡平，有良好的滋阴润肺的作用；百合性味甘微寒，能养阴润肺，清心安神。此药膳具有养阴清热的功效，可以经常食用，尤其在天气干燥的秋季非常合适。

制作与烹饪方法：将鲜百合洗净，银耳用温水泡开，去根蒂，洗净。两种食物放入清水中煮至熟软，倒入蛋清，并放入少量植物油和糖，煮开后即可食用。

**（二）迟冷质食疗药膳代表方**

迟冷质的孩子，饮食调养的原则是温补肾阳。应适当食用性温、辛甘的食物，如核桃、羊肉、狗肉、鸡肉、黄鳝、虾、龙眼、樱桃等。忌食寒凉的食品，如冷饮、西瓜、绿豆、蟹肉等。常用于温补阳气的中药有补骨脂、益智仁、菟丝子、杜仲、续断、紫河车等。

（1）核桃肉粥

组成：核桃肉 10 g，粳米 50 g。

分析：核桃肉性味甘温，有温补肺肾、滋补肝肾、强健筋骨的功效；粳米具有补中益气的作用。核桃与粳米同用，共奏温补肾阳、益气补虚的功效，能有效改善迟冷质孩子四肢怕冷、倦怠乏力的症状。平时可经常食用。

制作与烹饪方法：核桃肉切成细米粒大小备用，淘洗过的粳米放入锅内，加清水，大火烧开后，改用小火煮至粥将熟，加入胡桃仁，再加热 3 分钟即可。

（2）红烧黄鳝

组成：黄鳝 200 g，黄酒、葱白、生姜、植物油、食盐各适量。

分析：黄鳝性味甘温，有补虚损、除风湿、强筋骨的作用。可每周 1 ～ 2 次，对迟冷质孩子倦怠乏力的症状有明显改善。

制作与烹饪方法：鳝鱼去骨及内脏，冲洗干净，切成寸段备用，植物油倒入炒锅，油烧至七成热时，放入黄鳝、葱、姜，略炒后加清水、黄酒、食盐，小火烧至熟透即可。

**（三）腻滞质食疗药膳代表方**

腻滞质的孩子，饮食调养原则是健脾化湿。应适当食用性温、味辛甘的食物，如白萝卜、海蜇、洋葱、扁豆、薏苡仁、红小豆、冬瓜仁、海带、丝瓜、冬瓜等。尽量少食酸涩、寒冷的食物。常用于化湿利水的中药有藿香、砂仁、白豆蔻、茯苓、冬瓜皮、玉米须、葫芦等。

（1）薏苡仁粥

组成：薏苡仁 10 g，粳米 50 g。

分析：薏苡仁性味甘、淡、凉，具有利水消肿、健脾渗湿的功效，和粳米配伍，对腻滞质孩子脾虚肢体沉重的症状有良好的改善作用。

制作与烹饪方法：薏苡仁用温水浸泡 2 小时后，放入锅中，清水煮开后，用小火炖半小时后，再把洗净的粳米放入锅中，加适量清水，烧开后，小火煮至粥熟稠厚即可。经常食用。

（2）萝卜甜汤

组成：白萝卜 100 g，茯苓 10 g，陈皮、炒白术各 6 g，白糖少量。

分析：白萝卜性味辛、甘、凉，能消食化痰，下气宽中。茯苓甘、淡、平，有利水消肿、健脾渗湿的作用，是治疗痰湿的要药；陈皮性味辛、苦、温，有理气健脾、燥湿化痰的功效；炒白术性味甘、苦、温，能健脾益气，燥湿利尿，被古人称为"补气健脾第一要药"。全方健脾化湿的功效，对改善腻滞质孩子的身体状态有良好的作用。白糖少量起到调味的作用。平时可经常食用。

制作与烹饪方法：将萝卜洗净，刮细丝备用。茯苓、陈皮、炒白术同入锅中，加水煎煮半小时，滤出汤汁。把白萝卜放入汤汁中，煮至熟软即可，分 2 次食用。

**（四）倦怠质食疗药膳代表方**

倦怠质的孩子，饮食调养的原则是补肾健脾。应适当增加各种肉类、鸡蛋、香菇等食物的摄入。尽量不食用苦寒、辛辣、燥热的食物。常用于补气补血药的中药有山药、黄芪、太子参、白术、莲子、大枣、蜂蜜、龙眼肉等。

（1）山药茯苓包子

组成：山药（干品）100 g，茯苓 100 g，小麦面粉 200 g，白糖 20 g。

分析：山药性味甘、平，能补脾养胃，生津益肺，补肾涩精；茯苓健脾化湿，以助山药补气之力；小麦性味甘、凉，可以补虚、健脾胃、增气力。全方能补益脾肾，补而不滞，易于消化，可经常食用。

制作与烹饪方法：将山药、茯苓一起捣碎研磨成细末，放入大碗内，加水适量，搅成糊状，放在锅内隔水蒸半小时，取出。加入面粉、白糖，充分搅拌均匀，即成包子馅。用发酵好的面团，包入馅，上笼蒸熟即成。

（2）参归炖母鸡

组成：太子参 10 g、当归 6 g、母鸡 1 只、葱白、生姜、黄酒、食盐各适量。

分析：太子参性味甘、微苦、平，能补气健脾，生津润肺；当归甘、辛、温，为补血之圣药；母鸡甘、温，能温中益气。此方为补气血的常用方，气血不足的孩子可每周食用一次。

制作与烹饪方法：将太子参、当归加入适量清水，煮开后，小火炖半小时，取汁去渣备用。母鸡去毛及内脏，洗净后放入砂锅中，加入药汁、黄酒、葱白、生姜，大火烧开后，改用小火炖至母鸡熟烂即可。

**（五）阳盛质食疗药膳代表方**

阳盛质的孩子，饮食调养原则是清热泻火。饮食中应多吃甘寒的食物，如性寒凉的蔬菜和水果。尽量少食辛热之品，如辣椒、羊肉等。烹饪食物时尽量不选择煎炸、炙烤的烹饪方式。常用于清热的中药有金银花、芦根、菊花等。

（1）绿豆藕

组成：绿豆 50 g，粗壮肥藕 1 节，食盐适量。

分析：绿豆性味甘、凉，能清热解毒，清暑利水。藕性味甘、寒，是清暑生津之佳品，能清热除烦。本品有清热明目的功效。

制作与烹饪方法：藕去皮，洗净备用。绿豆用清水浸泡后取出，装入藕孔内，放入锅中，加清水炖至熟烂，切成片，调以食盐进食。可分数次进食。

（2）雪羹汤

组成：海蜇 50 g，荸荠 4 枚，食盐适量。

分析：海蜇性味咸、平，有化痰消食而不伤正、滋阴养血而不留邪的功效；荸荠性味甘、寒，有清热、化痰、消积的作用。雪羹汤能清热化痰、润肠通便，适合阳热质大便燥结的孩子。

制作与烹饪方法：海蜇用温水洗净，切块备用；荸荠去皮洗净，切块备用。海蜇和荸荠放入锅中，加清水、食盐，大火煮沸后，改用小火煮 15 分钟即可。分 3 次食用。

# 3　刮痧基础知识

刮痧是以中医经络腧穴理论为指导，以表面光滑的硬物作为刮痧工具，配合相应手法，蘸取一定的介质，在体表进行反复刮动、摩擦，使皮肤局部出现红色粟粒状，或暗红色出血点等"出痧"变化，从而达到活血透痧的作用。刮痧具有简、便、廉、效的特点，临床应用广泛，既适合医疗之用，也适合家庭保健之用。

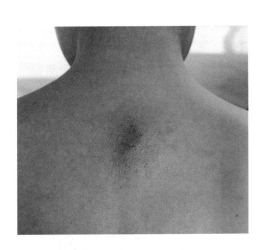

"痧"指刮拭后皮肤出现的潮红、紫红或紫黑色的隆起的瘀点。痧象可以反映疾病的性质、轻重和预后等情况。痧象越多，病情越重。痧色鲜红，呈点状，多病程短，病情轻，预后较好；痧色暗红，呈斑片状，多病程长，病情重；痧色紫黑，多为寒证，病程较长。痧象还可以直观地反映病位，刮痧治疗时一般在病源处可见痧象。

 ## 3.1　刮痧的手法

（1）基本要求

①持久：指手法在操作过程中能持续一定时间，持续时间长短由治疗的需要决定。②有力：手法的力量大小根据孩子的体质和操作部位而定。③均匀：指手法操作动作要有节律性，轻重得宜，快慢适当。④柔和：指手法轻而不浮，重而不滞，变换动作自然，用力不可生硬粗暴或用蛮劲。

（2）操作方法

①刮具：家长在给孩子刮痧时，最好选用专用的刮具，如水牛角制品或玉制品。水牛角刮板为最佳，因为水牛角本身有凉血解毒的作用，有平面、有弯面、有棱角且光滑小巧，握在手里舒适，能运用自如。而玉性味甘平，入肺经，具有滋阴清热、养神宁志的作用。水牛角与玉制刮痧板不能高温消毒，使用完可用酒精擦拭消毒或用肥皂洗净擦干。当然，刮痧板最好专板专人专用。

②介质：刮痧过程中，常在刮具和需要刮拭的部位涂抹一点具有润滑作用的物质，也就是我们这儿所说的介质，以利于刮痧的操作。建议家长买一瓶专用的刮痧油，因为刮痧油主要由无毒副作用的中药与渗透性和润滑性均较好的植物油加工而成，多具有清热解毒、活血化瘀、消炎镇痛作用，所以在刮痧时不但可减轻孩子刮痧时的疼痛，还能保护皮肤，预防感染。如果身边没有刮痧油，可以用水、酒或香油代替，但尽量不要用红花油，因为红花油可能会刺激孩子的皮肤。

③拿刮痧板的方法：用手掌握着刮板，治疗时刮板厚的一面对手掌，保健时刮板薄的一面对手掌。凡肌肉丰满处（如背部、臀部、胸部、腹部、四肢）宜用刮痧板的横面（薄面、厚面均可）刮拭；对于一些关节、手脚指部、头面部等肌肉较少、凹凸较多处宜用刮痧板棱角刮拭。

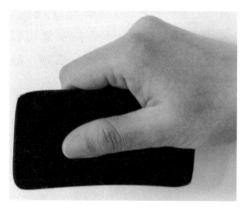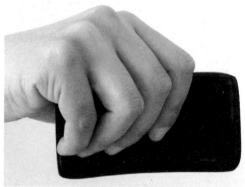

④刮拭方向：颈、背、腹、上肢、下肢部从上向下刮拭，胸部从内向外刮拭。

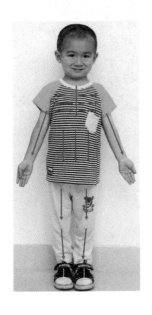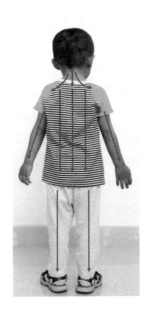

⑤刮拭角度：刮板与刮拭方向保持45°～90°进行刮痧。

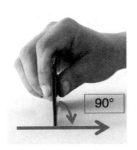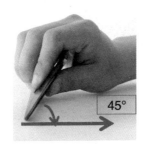

⑥刮痧时间：每个部位一般刮拭3～5分钟，可选3～5个部位进行刮痧。应根据孩子的年龄、体质、病情、病程以及刮痧的施术部位灵活掌握刮痧时间，不强求出痧。保健刮痧无严格的时间限制，以自我感觉满意、舒适为原则。

⑦刮痧次数：本次刮痧与下次刮痧的时间间隔为3～6天，以皮肤上痧退（即痧斑完全消失）为准。一般3～5次为一疗程。

⑧刮痧后的处理：刮痧后一般无需特殊处理，用干净的毛巾将刮痧部位的刮痧介质拭干即可。

⑨刮痧的常用手法

● 面刮法

面刮法是刮痧最常用、最基本的刮拭方法。手持刮痧板，根据部位需要，将刮痧板的一半长边或整个长边接触皮肤，刮痧板向刮拭的方向倾斜，自上而下或从内到外均匀地向同一方向刮拭，不要来回刮，每次有一定的刮拭长度。刮痧板多倾斜30°～60°，以45°应用最广。多用于躯干、四肢或头面部平坦的部位。

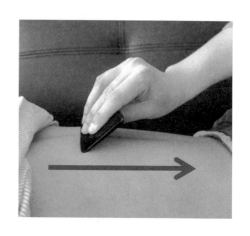

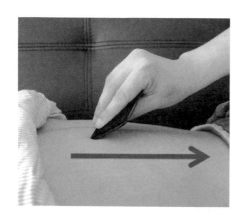

● 角刮法

包括单角刮法和双角刮法。单角刮法是指用刮痧板的一个角在穴位处自上而下刮拭，刮痧板向刮拭方向倾斜45°，常用于穴位处。双角刮法是指用刮痧板凹槽处的两角部刮拭，凹槽部位对准脊椎棘突，凹槽两侧的双角放在脊椎棘突和两侧横突之间的部位，刮痧板向下倾斜45°，自上而下刮拭，常用于脊柱部位。

● 角揉法

手握刮痧板，以厚的棱角边侧为着力点或厚棱角面侧为着力点，着力于孩子的皮肤，并附着其上（吸附在皮肤表面不移动，但带动皮肤下面的组织揉动，用力可轻可重），施以旋转回环的连续动作，常用于穴位处。

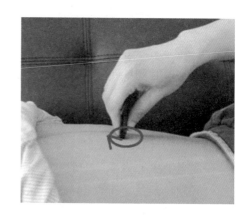

● 边揉法

手握刮痧板，以薄边对掌心，厚边为着力点，着力于孩子的皮肤，将手腕及臂部放松，使腕部灵活自如旋动。动作应连续，着力由轻渐渐加重，再由重渐渐减轻，均匀持续而轻柔地旋转，多用于肌肉较丰厚的部位。

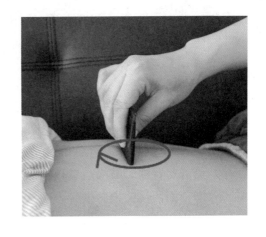

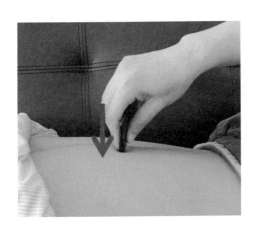

● 按法

手握刮痧板，用刮痧板厚边棱角面侧为着力点，着力于施治部位或穴位，由浅入深缓慢着力，用力平稳，逐渐加重，当达到一定深度（以所按部位有明显酸麻胀痛感为度），稍作停留，然后轻缓提起，一起一伏，反复10余次，常用于穴位处。

## 3.2 经络腧穴的基础知识

### 3.2.1 十四经的循行走向

#### 手太阴肺经

循行：手太阴肺经从胸走手，向下沿上臂内侧前缘，下行到肘窝中，沿着前臂内侧前缘，进入寸口（即前面所提的把脉处），经过手掌大鱼际边缘，出拇指桡侧端。

（注：手掌侧为内侧，手背侧为外侧，前缘为拇指侧，后缘为小指侧，大拇指侧为桡侧，小指侧为尺侧）

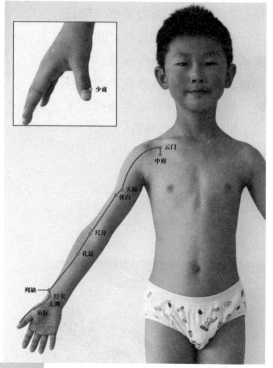

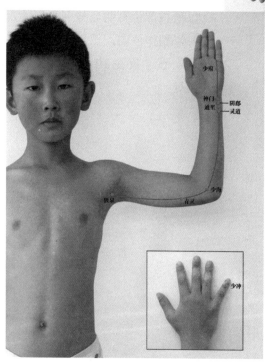

#### 手少阴心经

循行：从腋下，沿前臂内侧后缘至掌后缘，进入掌内，沿小指桡侧至末端。

## 手厥阴心包经

循行：起于胸中，沿着胸内出于胁部，行于上臂内侧中间，进入肘窝中，向下行于前臂中间，进入掌中，沿着中指到指端。

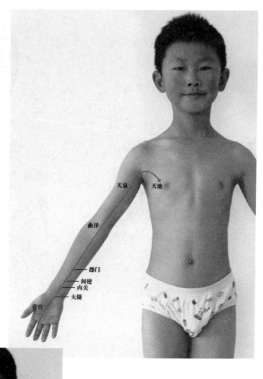

## 手阳明大肠经

循行：从食指末端沿食指桡侧缘向上，经过手背第一、二掌骨之间，行于前臂外侧前缘，沿上臂外侧前缘上行，上肩，上颈，至鼻翼旁。

## 手少阳三焦经

循行：起于无名指末端，向上出于第四、五掌骨间，沿着腕背上行于前臂外侧中间，通过肘尖，沿上臂外侧上达颈部，绕耳行，到外眼角。

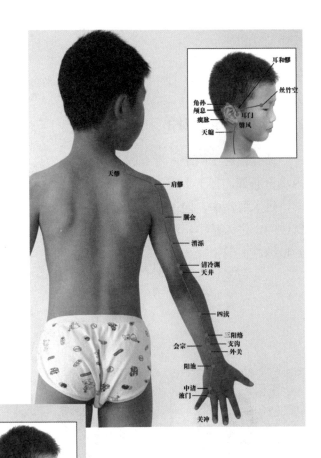

耳和髎
丝竹空
角孙
颅息
瘈脉
耳门
天牖
翳风

天髎
肩髎
臑会
消泺
清冷渊
天井
四渎
三阳络
会宗
支沟
外关
阳池
中渚
液门
关冲

听宫
天容
天窗
颧髎

肩中俞
肩外俞
曲垣
天宗
秉风
臑俞
肩贞

支正

养老
阳谷
腕骨
后溪
前谷
少泽

## 手太阳小肠经

循行：起于手小指尺侧端，沿着手背尺侧至腕部，沿前臂外侧后缘到肘部，行于上臂外侧后缘，上肩，沿着颈部，上经面颊至耳前。

## 足太阴脾经

循行：从大趾末端开始，沿大趾内侧向上到内踝前边，上小腿内侧，行于膝部内侧前面，进入胸腹部。

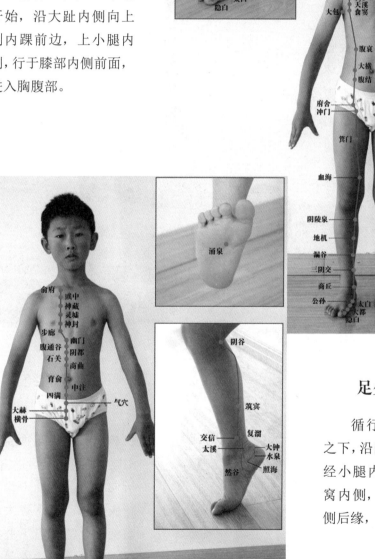

## 足少阴肾经

循行：起于足小趾之下，沿内踝之后上行，经小腿内侧后缘，出腘窝内侧，向上沿大腿内侧后缘，行于胸腹部。

## 足厥阴肝经

循行：起于爪甲后的丛毛中，向上沿足背上缘，行小腿内侧，向上沿腘窝内侧，经大腿内侧，进入阴毛中，环绕阴器，向上抵达小腹部，分布在胁肋部。

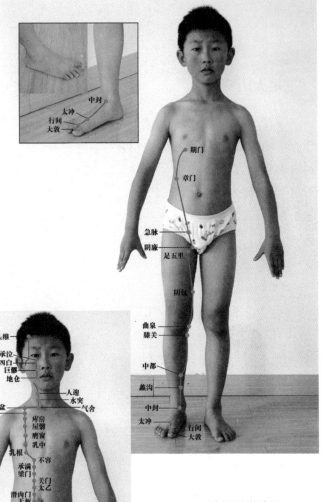

## 足阳明胃经

循行：起于鼻翼旁，挟鼻上行，行于面部，沿喉咙向下后行至大椎，折向前行，沿乳中线下行胸腹部，后下行大腿前侧，至膝部沿下肢前缘下行至足背，入足第二趾外侧端。

## 足太阳膀胱经

循行：起于内眼角，上行额部，交会于头顶，经过项部，挟行于脊柱两侧，通过臀部，沿大腿外侧后缘，至腘窝，经小腿后侧，至足小趾外侧端。

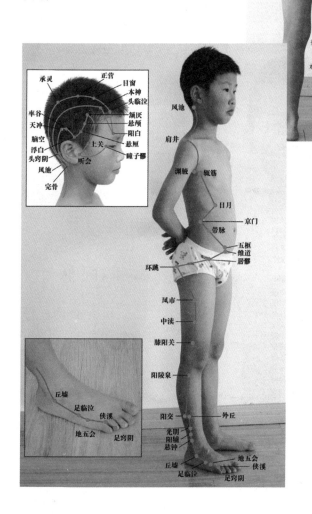

## 足少阳胆经

循行：起于外眼角，下行于耳后，沿着颈部，至肩上，下走腋前，沿着侧胸部下行，沿着大腿外侧，出于膝部外侧，行小腿外侧，经外踝的前面，沿着足背部进入第四趾外侧端。

# 督 脉

起于尾骨尖端，沿身体后正中线上行，经头部至口唇。

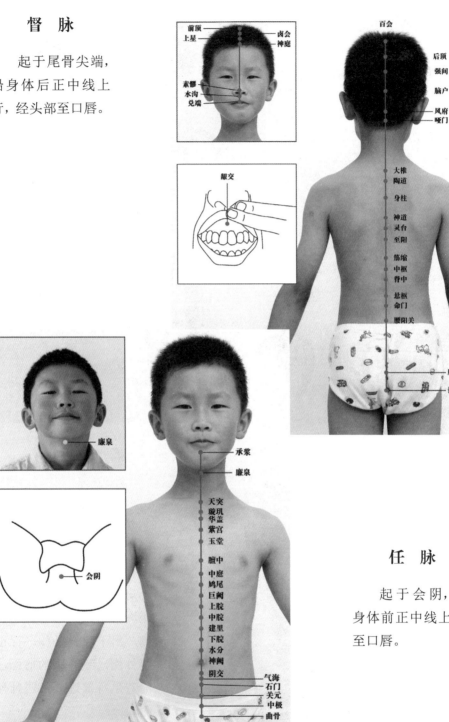

# 任 脉

起于会阴，经身体前正中线上行，至口唇。

### 3.2.2 腧穴的定位方法

#### （1）身体度量法

身体度量法是以体表骨节为主要标志，测量周身各部的长短，并依尺寸按比例折算（分寸），作为定取腧穴的标准。简单来说，就是以孩子身体各部位和线条作为简单的参考度量。下表中就是给孩子定穴位时可能需要的身体度量参考值。

| 部位 | 起止点 | 骨度分寸 |
|---|---|---|
| 头部 | 前发际至后发际 | 12 寸 |
| | 两眉的中心至前发际 | 3 寸 |
| | 大椎（第 7 颈椎棘突下）至后发际 | 3 寸 |
| | 两额角发际间 | 9 寸 |
| | 耳后两乳突间 | 9 寸 |
| 胸部 | 两乳头之间 | 8 寸 |
| 上肢 | 腋前皱襞至肘横纹 | 9 寸 |
| | 肘横纹至腕横纹 | 12 寸 |
| 下肢 | 股骨大转子（侧卧时，臀外侧最高点）至膝中 | 19 寸 |
| | 膝中至外踝尖 | 16 寸 |
| | 外踝尖至足底 | 3 寸 |
| 双臂自然下垂两侧肩胛骨下角的连线平对第 7 肋 | | |
| 两侧髂嵴最高点的连线平对第 4 腰椎棘突 | | |

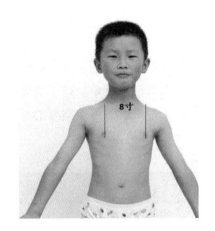
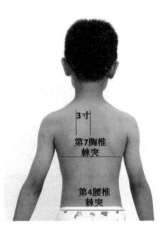

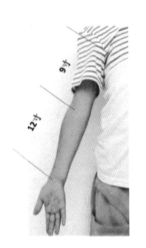
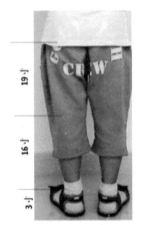
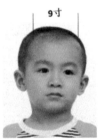
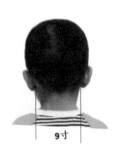

（2）体表标志法

体表标志法是以孩子体表各种自然标志为依据来定取穴位，包括有两种：①不受孩子活动影响而固定不移的标志，即固定标志。如五官、眉毛、指（趾）甲、乳头、肚脐及各种骨性、肌性标志等。②需要采取相应的动作姿势才会出现的标志，即活动标志。如各部的关节、肌肉、肌腱、皮肤随着活动而出现的空隙、凹陷、皱纹等。

（3）指寸定取法

指寸定取法是以孩子本人手指为标准来定取腧穴位置的方法。人有高矮胖瘦，骨节也有长短不同，所以每个孩子的1寸实际长度都不同。

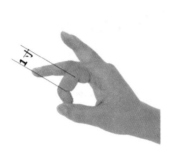 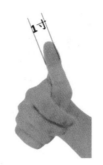 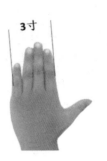

### 3.2.3 刮痧常用穴位

#### ①头面部

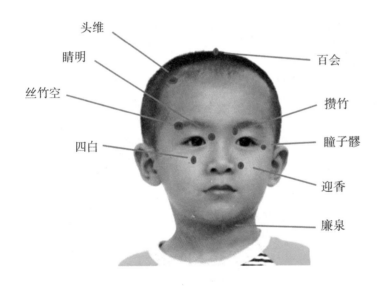

・丝竹空

位于面部，眉梢凹陷处。属于手少阳三焦经上的穴位，可用于治疗侧头部、眼部病证及失眠。

・睛明

位于面部，目内眦角稍上方凹陷处。属于足太阳膀胱经上的穴位，可用于治疗一切眼病。

・头维

位于面部，额角发际上0.5寸。属于足阳明胃经上的穴位，有明目醒脑的作用，可用于治疗前头部病证。

・攒竹

位于面部，眉毛内侧边缘凹陷处。属于足太阳膀胱经上的穴位，可用于治疗前头部及眼部病证。

・廉泉

位于颈部前正中线上，结喉上方，舌骨上缘凹陷处。属于任脉上的穴位，有清利咽喉，放松舌肌的作用，可用于治疗咽喉疼痛及失语。

・迎香

位于鼻翼外缘中点旁开约0.5寸，在鼻唇沟中。属于手阳明大肠经的穴位，可用于治疗鼻病以及嗅觉不灵敏。

・四白

位于面部瞳孔正下方的眶下孔凹陷处。属于足阳明胃经的穴位，可用于治疗视力的问题。

・瞳子髎

位于面部，目外眦旁，当眶外侧缘处。属于足少阳胆经的穴位，可用于治疗眼疾。

・百会

位于人体头顶正中心，可以通过两耳角直上连线中点来简易取此穴。属于督脉的穴位，有开窍醒脑、升提中气的作用，可用于治疗脑病和遗尿。

②胸腹部

・天突

位于颈部与胸部的交界处，在前正中线胸骨上窝中央。属于任脉的穴位，可用于治疗咳嗽、哮喘等肺系病证。

• 膻中

位于胸部前正中线上，两乳头连线与前正中线的交点处。属于任脉的穴位，有很好的理气作用，能宽胸理气，宣肺化痰，开郁散结。可用于治疗咳嗽、胸闷、痰喘等。

• 中脘

位于上腹部前正中线上，当脐中上4寸。属于任脉的穴位，可用于治疗脾胃病证，如胃痛、腹胀、纳呆、呕吐、吞酸、呃逆。

• 天枢

位于腹部，肚脐两侧2寸处，肚脐向左右约三指宽处。属于足阳明胃经的穴位，可用于治疗消化道疾病，如泄泻、便秘、肠鸣、呕吐。

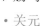

天突
膻中
中脘
天枢
关元
腹结

• 关元

位于下腹部前正中线上，当脐中下3寸。属于任脉的穴位，有培补元气的作用，可用于补益正气，有预防保健的作用。

• 腹结

位于下腹部，肚脐下1.3寸，距前正中线4寸。属于足太阴脾经的穴位，可用于治疗腹胀腹痛。

### ③颈肩背腰部

• 风府

位于颈后发际正中直上1寸，枕外隆凸直下凹陷中。属于督脉的穴位，可用于治疗感受风邪的病症和脑病。

• 天柱

位于枕骨正下方凹处有一块突起的肌肉（斜方肌），此肌肉外侧凹处，后发际正中旁开1.3寸左右即是此穴。属于足太阳膀胱经的穴位，有疏散风热、通经止痛的作用，可用于治疗头晕目眩、鼻塞、颈部酸痛等问题。

• 风池

位于颈后部枕骨下，胸锁乳突肌与斜方肌上端之间的凹陷处。属于足少阳胆经的穴位，为祛风要穴，可治疗脑病及眼病。

• 大椎

位于颈背后正中线上，第 7 颈椎棘突下凹陷中（在孩子背脊正中能摸到一连串的小突起，我们称之为棘突。让孩子低头，通常在颈后下方隆起最高的便是第 7 颈椎棘突）。属于督脉的穴位，具有解表清热以及醒脑开窍的作用，既可治疗颈椎病、颈部肌肉紧张、发热病症以及癫痫等。

• 定喘

位于背部第七颈椎棘突下，旁开 0.5 寸。为经外奇穴，可用于治疗哮喘、咳嗽。

风府
风池
天柱
大椎
定喘
大杼
风门

• 大杼

位于背部第 1 胸椎棘突下（从第 7 颈椎棘突往下一个突起便是第 1 胸椎的棘突），旁开 1.5 寸。属于足太阳膀胱经的穴位，可用于治疗骨病。

• 风门

位于背部第 2 胸椎棘突下（从第 7 颈椎棘突往下两个突起便是第 2 胸椎的棘突），旁开 1.5 寸。属于足太阳膀胱经的穴位，可用于治疗感冒、哮喘等。

• 肺俞

位于背部第 3 胸椎棘突下（从第 7 颈椎棘突往下三个突起便是第 3 胸椎的棘突），旁开 1.5 寸。属于足太阳膀胱经的穴位，有宣肺平喘、化痰止咳、清热理气的作用，为治疗肺部疾患和外感表证的主要穴位之一。

• 身柱

位于上背部后正中线上，第 3 胸椎棘突下凹陷中。属于督脉的穴位，有宣肺清热、宁神镇惊的作用，可治疗发热、咳嗽、心神不宁等症。

• 膏肓俞

位于背部第 4 胸椎棘突下（让孩子双臂自然下垂，从第 7 颈椎棘突往下四个突起便是第 4 胸椎的棘突），旁开 3 寸。属于足太阳膀胱经的穴位，有补益虚损、调理肺气的作用。可用于平日容易感冒孩子或哮喘缓解期的调理。

• 心俞

位于背部第 5 胸椎棘突下（让孩子双臂自然下垂，家长可以先摸到肩胛骨下角，两侧下角的连线平对第 7 胸椎棘突，然后以此往上摸到的第二个突起便是），旁开 1.5 寸。属于足太阳膀胱经的穴位，有调理气血、疏通心络、宁心安神的作用，可用于治疗心慌、心悸。

• 膈俞

位于背部第 7 胸椎棘突下（让孩子双臂自然下垂，家长可以先摸到肩胛骨下角，两侧下角的连线平对第 7 胸椎棘突），旁开 1.5 寸。属于足太阳膀胱经的穴位，为治疗"血证"的要穴。

• 肝俞

位于背部第 9 胸椎棘突下（让孩子双臂自然下垂，家长可以先摸到肩胛骨下角，两侧下角的连线平对第 7 胸椎棘突，再往下摸到的第二个棘突便是），旁开 1.5 寸。属于足太阳膀胱经的穴位，有疏肝理气、凉血明目的作用，可用于治疗肝气郁结、视物不清。

• 胆俞

位于背部第 10 胸椎棘突下（让孩子双臂自然下垂，家长可以先摸到肩胛骨下角，两侧下角的连线平对第 7 胸椎棘突，再往下摸到的第三个棘突便是），旁开 1.5 寸。属于足太阳膀胱经的穴位，有疏利肝胆、清泄湿热之作用。

• 中枢

位于背部后正中线上，第 10 胸椎棘突下凹陷中。属于督脉的穴位，可治疗腰背酸痛。

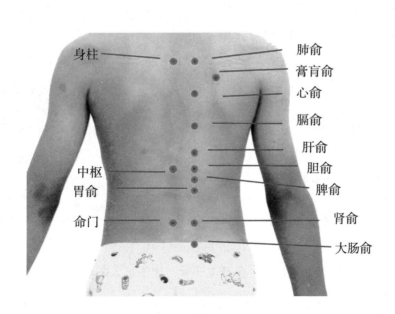

· 脾俞

位于背部后正中线上，第 11 胸椎棘突下（让孩子双臂自然下垂，家长可以先摸到肩胛骨下角，两侧下角的连线平对第 7 胸椎棘突，再往下摸到的第 4 个棘突便是），旁开 1.5 寸。属于足太阳膀胱经的穴位，为治疗消化功能不良的常用穴位。

· 胃俞

位于背部后正中线上，第 12 胸椎棘突下（让孩子双臂自然下垂，家长可以先摸到肩胛骨下角，两侧下角的连线平对第 7 胸椎棘突，再往下摸到的第 5 个棘突便是），旁开 1.5 寸。属于足太阳膀胱经的穴位，为治疗消化系统问题的常用穴位。

· 肾俞

位于下背部后正中线上，第 2 腰椎棘突下（两侧髂嵴最高点连线平对第 4 腰椎棘突，以此往上摸到的第二个突起便是），旁开 1.5 寸。属于足太阳膀胱经的穴位，能补益肾气，强筋健骨。

· 命门

位于下背部后正中线上，第 2 腰椎棘突下凹陷中。属于督脉的穴位，可温补肾阳，治疗虚性疾病的常用穴。

· 大肠俞

位于下背部，第 4 腰椎棘突下（两侧髂嵴最高点连线平对第 4 腰椎棘突），旁开 1.5 寸。属于足太阳膀胱经的穴位，可治疗肠道问题，如泄泻、痢疾、便秘、肠鸣腹痛，也可用于腰痛的治疗。

· 次髎

俯卧位，骨盆后方可见一凹陷，用手触摸却是一突起，即髂后上棘，与之平齐，髂骨正中突起处是第 1 骶椎棘突，髂后上棘与第 2 骶椎棘突之间即第 2 骶后孔，此为取穴部位。属于足太阳膀胱经的穴位，可用于治疗妇科疾病、泌尿生殖系统疾病。

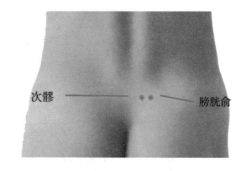

· 膀胱俞

位于腰下部平第 2 骶后孔，旁开 1.5 寸。属于足太阳膀胱经的穴位，可用于治疗膀胱疾病。

### ④上肢部

• 少商

位于拇指指甲桡侧缘和基底部各作一直线，两线相交处即是少商穴。属于手太阴肺经的穴位，有清肺利咽、醒神开窍的作用，常用于治疗咽喉肿痛，可治疗中暑、发热、昏迷、癫狂等。

• 鱼际

在手的大鱼际桡侧缘，手背和手掌的连接处，约当第一掌骨桡侧中点。属于手太阴肺经的穴位，可治疗肺热证，如咳嗽、哮喘、咽干、发热，也可用于治疗小儿食积。

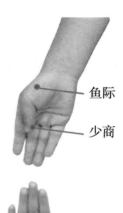

鱼际

少商

• 合谷

在手背第一、二掌骨间，第二掌骨桡侧的中点处。也是拇指食指用力并拢时隆起的最高处。属于手阳明

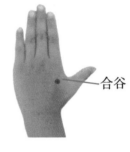

合谷

大肠经的穴位，可用于治疗面部病证，如头痛、牙痛、面瘫、口歪，也可用于镇痛。

• 后溪

位于手掌的尺侧，微握拳，在小指第五掌指关节后的远侧掌横纹头隆起处。属于手太阳小肠经的穴位，可用于治疗癫狂、痫证、惊厥、头痛、颈部酸痛以及腰背疼痛。

• 列缺

位于前臂桡侧缘，桡骨茎突上方，腕横纹上 1.5 寸。属于手太阴肺经的穴位，

可用于治疗感冒、咳嗽、气喘，也可用于外感头痛、头项强痛、遗尿或手腕部的不适。

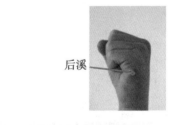

后溪

• 外关

位于前臂背侧，腕背横纹上 2 寸，尺骨与桡骨之间。属于手少阳三焦经的穴位，可用于治疗外感热病以及腰痛。

• 支沟

位于前臂背侧，腕背横纹上 3 寸，尺骨与桡骨之间。属于手少阳三焦经的穴位，可用于治疗便秘。

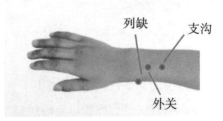

列缺

支沟

外关

・内关

位于前臂掌侧，腕横纹上 2 寸，掌长肌腱的桡侧凹陷中（掌长肌腱可在用力把手掌撑开后，略屈手腕时更明显）。属于手厥阴心包经的穴位，可用于心慌心悸，以及食欲不振、消化不良、脘腹胀满疼痛、嗳气吞酸、恶心、呕吐。

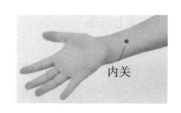

・曲池

尽力屈肘时，位于肘横纹外侧端头。属于手阳明大肠经的穴位，可用于热证、皮肤病以及肘部病症。

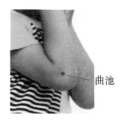

⑤下肢部

・涌泉

在足底部，卷足时，位于足心前 1/3 的凹陷中；或者足前部凹陷处，约当足底二、三趾趾缝纹头端与足跟连线的前 1/3 与后 2/3 交点上。属于足少阴肾经的穴位，可用于引邪下行，治疗中暑、休克、发热、昏迷、癫狂。

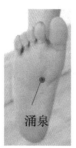

・公孙

位于足内侧缘，第一跖骨基底部的前下方，足底和足背的交界处。属于足太阴脾经的穴位，有健脾化湿、调理肠胃、消积除痞的作用，是治疗脾胃疾病的要穴。

・太冲

在足背侧，当第 1 跖骨间隙的后方凹陷处。属于足厥阴肝经的穴位，有平肝息风、健脾化湿、调气疏郁的作用，常用于情志不畅的问题。

・太溪

位于足内侧，内踝后方，当内踝尖与跟腱之间的凹陷处。属于足少阴肾经的穴位，有滋阴益肾的作用。

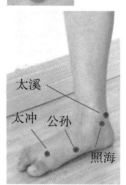

・照海

位于人体的足内侧，内踝尖下方凹陷处。属于足少阴肾经的穴位，可治疗失眠、嗜睡、咽部病证、癫痫以及眼肌痉挛。

• 复溜

位于小腿内侧，太溪直上 2 寸，跟腱的前方。属于足少阴肾经的穴位，可补肾阴，也可发汗解表。

• 三阴交

位于小腿内侧，当足内踝尖上 3 寸，胫骨内侧缘后方。属于足太阴脾经的穴位，可治疗脾、肝、肾三脏相关病证。

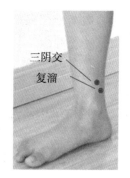

三阴交
复溜

• 阴陵泉

位于小腿内侧，当胫骨内侧髁后下方凹陷处。属于足太阴脾经的穴位，能健脾利湿，是治湿要穴，也可治疗膝部病证。

• 血海

屈膝，在大腿内侧，髌骨底部内侧端上 2 寸，当股四头肌内侧头的隆起处。属于足太阴脾经的穴位，能治疗血证及皮肤病。

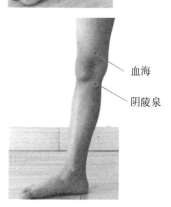

血海
阴陵泉

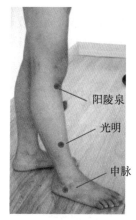

阳陵泉
光明
申脉

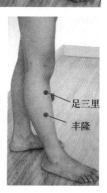

足三里
丰隆

• 申脉

位于人体的足外侧，外踝尖下方凹陷处。属于足太阳膀胱经的穴位，可治疗失眠、嗜睡、足外翻、眼肌痉挛等症。

• 光明

位于小腿外侧，当外踝尖上 5 寸，腓骨前缘。属于足少阳胆经的穴位，能疏肝明目，是治疗眼疾的常用穴位。

• 阳陵泉

位于小腿外侧，当腓骨头前下方凹陷处。属于足少阳胆经的穴位，可治疗筋病，如下肢痿痹。

• 足三里

屈膝，位于外膝眼直下 3 寸，距离胫骨前嵴一横指处即是足三里穴。属于足阳明胃经的穴位，可治疗胃的病证、肠腑病证以及气血虚弱证。

• 丰隆

位于小腿前外侧，外踝尖上 8 寸，距胫骨前缘两横指，在外膝眼与外踝尖连线的中点。属于足阳明胃经的穴位，为化痰要穴，可治疗高脂血症和肥胖。

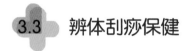
## 3.3 辨体刮痧保健

（1）正常质体质

正常质体质的孩子体内脏腑气血阴阳相对平衡，经脉气血流畅，身心感受良好。孩子看起来头发乌黑浓密、面色红润、目光灵活有神、精力充足、不易疲劳、耐寒不怕热、胃肠消化吸收好、二便正常。对于这一类身体素质较好，对疾病的免疫力和抵抗能力较强的孩子，刮痧保健的原则是平补阴阳，进一步促进和维持孩子身体的健康。

刮痧选用穴位：百会、命门、关元、阳陵泉、三阴交、涌泉。其中百会、阳陵泉、三阴交、涌泉可采用边揉按法 5～7 次，命门采用角刮法 6～8 次，关元采用面刮法 5～6 次。

（2）虚型体质

虚型体质包括阴虚燥红质和气血两虚倦怠质，这类体型的儿童通常体质较弱，常表现为烦热、消瘦颧红、口咽干燥、睡觉易出汗等；或面色淡白或萎黄、精神不佳、身疲乏力、心悸气短、怕冷等。由于正气不足，容易生病，且病后不易恢复。如不及时补养和调理，会影响孩子的生长发育。可通过刮痧来补益正气。

刮痧穴位：大椎、心俞、命门、肾俞、膻中、公孙。其中大椎、命门采用角刮法 6～8 次，心俞、肾俞、膻中采用面刮法 6～7 次，公孙采用平面按揉法 6～8 次。

（3）痰湿腻滞质体质

痰湿腻滞质常见于较胖的孩子，表现为体形肥胖、面部皮肤油脂较多、多汗且黏、胸闷、痰多、面色淡黄而暗、眼胞微肿、容易困倦、喜欢吃甜食和肉、大便正常或不实、小便不多或微混等症状。刮痧有助于健脾益气、祛湿化痰。

刮痧穴位：肺俞、脾俞、肾俞、命门、中脘、关元、列缺、阳陵泉、足三里、丰隆、三阴交。肺俞、脾俞、肾俞采用面刮法 6～7 次，中脘、关元采用面刮法 5～6 次，列缺、阳陵泉、足三里、丰隆、三阴交采用边揉按法 5～7 次。

（4）阳虚迟冷质体质

阳虚迟冷质多由于孩子体内阴气过盛，阴阳失调所致。这类体质的儿童常表现为怕冷、消化吸收不好。孩子不常喝水也不会觉得口渴，精神不佳且容易疲劳，伴脸色苍白、唇色淡、怕冷、怕吹风、手脚冰冷、喜欢热饮热食、常腹泻、小便颜色淡。这类孩子刮痧保健原则为温阳益气、祛除内寒，同时还需要健脾以增强消化吸收能力。

刮痧穴位：肺俞、肝俞、脾俞、胃俞、肾俞、命门、内关、列缺。其中肺俞、肝俞、脾俞、胃俞、肾俞采用面刮法6～7次，命门采用角刮法6～8次，内关、列缺采用边揉按法5～7次。

（5）阳盛质体质

阳盛质孩子常由于体内阳气过盛，阴液相对不足所致。孩子喜吃冰凉的食物或饮料、脸色通红、脾气急且心烦气躁、怕热、大便干燥、小便不多且偏黄。给这类体质的孩子刮痧，可以宣泄体内过盛阳气，调节阴阳。

刮痧穴位：百会、头维、风池、大椎、肺俞、肝俞、胃俞、心俞、曲池、阳陵泉。大椎采用角刮法6～8次，肺俞、肝俞、胃俞、心俞采用面刮法6～7次，百会、头维、风池、曲池、阳陵泉采用边揉按法5～7次。

# 4 推拿基础知识

　　小儿推拿是中医学的重要组成部分，具有操作简单、无副作用的特点。小儿推拿主要是通过推拿手法作用于小儿体表特定的穴位，从而调动机体的自我调整、自我防御能力，以达到保健和防治疾病的目的。

　　小儿推拿可以说源于人类的本能。皮肤是我们最大的感觉器官，而触觉则可能是人类在胎儿时期产生最早的一种感觉。不可否认的是，婴儿是喜欢被触摸的。而且绝大多数成人也是如此。无论是在东方还是在西方国家，人们自古就习惯用肢体来抚摸新生婴儿以促进孩子的健康成长。

　　在孩子生长发育的整个过程中，小儿推拿不仅能起到很好的保健作用，而且还可以用于疾病的治疗。所以，为了将这绿色疗法很好地运用到孩子身上，家长需要耐心与细致地学习相关的知识。在小儿推拿的过程中，正确的手法很重要，它决定了治疗效果的好坏；而同一种手法用在不同的穴位上，其效果也会有所不同，有时差异还可能很大！所以，穴位的正确选择同样也非常重要。家长如果想要给孩子做推拿，自然要掌握小儿推拿常用的手法，更要理解手法操作的穴位或部位的特点，并且要学会将两者结合起来，根据孩子的情况来选择性地运用。

　　下面，我们就来学一学这些小儿推拿必备的知识吧！

 ## 4.1　小儿推拿常用的基本手法

　　小儿推拿手法的基本要求是轻快柔和、平稳着实。也就是说，在操作时，用力要轻柔、要稳，动作要有节律，操作的位置要把握准确。小儿推拿常用的手法中，每一种手法都有各自的操作要求，家长应该注意区别，以保证可以准确而有效地进行手法操作。

　　首先家长了解一下在学习过程中会运用到的各个部位的名称。

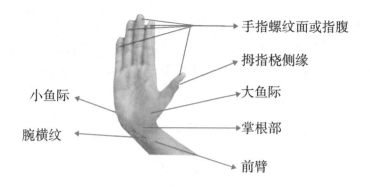

手指螺纹面或指腹

拇指桡侧缘

小鱼际

大鱼际

腕横纹

掌根部

前臂

　　小儿推拿常用的基本手法有摩、揉、推、按、掐、运、搓、摇和捏脊法。由于孩子的皮肤非常细嫩，所以在手法操作时需要使用一些能起到润滑作用的爽身粉或润肤油等，将它们均匀涂抹到需要推拿的部位，以避免损伤孩子的皮肤，我们一般将这些称之为推拿介质。有时，家长还可以自制一些兼有治疗作用的汁液当作手法操作时的介质。例如孩子感受了风寒之邪而感冒、咳嗽、腹泻或呕吐时，就可以将生姜或葱白捣烂后形成的汁液涂抹在需要推拿的部位上，能加强手法祛风散寒、温胃止泻的作用；如果孩子在夏天感受暑湿而身体不适时，可以选用薄荷泡于开水中，将薄荷水作为润滑剂以加强清暑利湿的效果等等。

　　家长在学习手法时，可以同时打开本书所提供的视频链接，对照视频进行学习。

## 摩　法

　　摩法是将手掌面或者食、中、无名指的螺纹面放在一定的部位上，以腕关节连同前臂作有节律的环形抚摩动作。摩法可以分为掌摩法和指摩法。

　　要求：操作掌摩法时，手腕要放松，手指要自然伸直，通过前臂的运动来带动手腕的环旋运动。而操作指摩法时，需把手指并拢起来附着在一定部位上，以手腕或前臂来带动手指做环形摩动。一般每分钟摩 100 ～ 150 次。指摩法用力稍轻、速度稍快，掌摩法则用力稍重而速度稍慢。

　　特点：摩法具有调理气血、消积导滞、消肿止痛的作用。在小儿推拿中，摩法常用于胸腹部的穴位。

## 揉　法

　　揉法是指用手指螺纹面、大鱼际或者掌根，轻按在一定的部位上，然后作轻柔地回旋揉动。可以分为指揉法、大鱼际揉法和掌根揉法。

要求：操作时，需要手腕放松，以前臂带动手腕、手指做环旋揉动。"肉动皮不动"是揉法的特点，也就是需要先轻按住要揉的部位，然后带着局部的皮肤和皮下组织一起揉动，而不能在皮肤表面移动摩擦。速度为每分钟 100 ～ 120 次。

特点：揉法可用于刺激不同的穴位，并可产生不同的作用。

# 推　法

推法在小儿推拿中应用非常广泛，常用的包括直推法、旋推法、分推法三种。

（1）直推法

直推法是用拇指的桡侧缘或螺纹面，或者食、中二指的螺纹面在皮肤上作单方向的直线推动。

要求：推的时候应紧贴皮肤，力度比摩法稍重，但不要用力往下按，只在皮肤表面进行操作。直推法的频率依据所推路线的长短而定，每分钟 200 ～ 300 次。

特点：直推法作用在不同的穴位上能产生清热、补益、止泻或通便等不同的效果。

（2）旋推法

旋推法是指用拇指桡侧缘或螺纹面在皮肤上作顺时针方向地旋转推动。

要求：旋推法很像是用单指在很小的面积上作摩法，所以只在皮肤表面旋转摩动，不能用力往下按。一般每分钟 200 次。

特点：旋推法常用于五指螺纹面上的"五经"穴（具体参见穴位部分），具有补益的作用。

（3）分推法

分推法是指用双手拇指的桡侧缘或螺纹面，或用大鱼际自穴位中间向两旁作分向推动。

要求：动作要轻而快，路线可以是直线，也可以是弧线。根据操作路线的长短，每分钟 100 ～ 150 次。

特点：分推法常用于前额、腕横纹、胸腹或腰背，具有调理阴阳、调和气血的作用。

# 按 法

按法是指用拇指的螺纹面或手掌面在一定部位向下按压，逐渐用力，并使按压的力量保留一定的时间，可以分为指按法和掌按法。

要求：向下按压时，力量应尽量与治疗的部位相垂直，并且由轻渐重，持续数秒后，再渐渐将手抬起放松，并可重复数次。

特点：按法常常和揉法结合起来使用，使手法的刺激相对柔和。按或按揉不同的穴位可产生不同的作用。

# 运 法

运法是指用拇指或中指螺纹面在一定部位作弧形或环形地推动。

要求：操作时宜轻不宜重，仅仅在皮肤表面推动，不带动皮下组织。每分钟80～120次。

特点：运法常运用于手掌，具有调理气机的作用。

# 搓 法

搓法是用双手的掌面挟住肢体的一定部位，然后双手相对用力作快速地搓动，并同时上下往返移动。

要求：以双手掌面适度的力量夹住上肢或下肢或身体两侧的胁肋部，像搓粗绳子一样，并逐渐向下移动。双手搓动时速度要快，而上下移动要慢。

特点：搓法常用于四肢和胁肋部。搓四肢能放松局部的肌肉，而搓胁肋有很好的理气顺气功效。

# 拿 法

拿法是用拇指和食、中两指的螺纹面，或者用拇指和其他三指的螺纹面作对称地用力，提拿住一定部位，并进行一拿一放地交替动作。

要求：提拿时要用手指螺纹面夹持住皮肤、皮下的组织甚至肌肉，而不是仅仅捏住皮肤。用力要由轻到重。拿法刺激较强，容易引起小孩的不适，所以操作拿法完毕后，家长可运用揉法等轻柔的手法以缓解不适感。

特点：拿法具有疏通经络、解表发汗等作用。常用于颈项、肩背和四肢，治疗外感头痛、发热或肌肉酸痛等。

# 掐 法

掐法是指用拇指的指甲掐按某个部位或者拇、食指指甲对掐某个部位。

要求：指甲应尽量垂直用力于操作部位的皮肤。向下的用力要平稳，并逐渐加力。

特点：掐法是强刺激手法之一，为"以指代针"之法，常常用于急救、发汗或积滞等病症。掐法操作完毕常常需要用揉法，以减缓掐法引起的疼痛不适。

# 捣 法

捣法是用中指的指端或者用食指、中指屈曲的近端指间关节背侧叩击一定部位。

要求：操作时，以腕关节的屈伸带动手指叩击，类似于叩门的动作。动作要有节奏和弹性，一般捣 5 ～ 20 次。用指端叩击时，要修剪好指甲，避免损伤孩子的皮肤。

特点：捣法常用于"小天心"穴，主要有宁心安神的作用。

# 擦 法

擦法是用手掌面、大鱼际或小鱼际紧贴于一定部位的皮肤，然后沿直线来回摩擦局部皮肤的手法。

要求：操作时尽量暴露局部的皮肤，不要隔着衣服操作，同时使用润肤油等以保护皮肤。操作时，手掌面、大鱼际或小鱼际需向下稍稍施加压力，以紧贴孩子局部的皮肤。操作的速度不能太快也不能太慢，太快则热不易渗透，太慢则不易聚热。每分钟 100 ～ 120 次。

特点：擦法能产生温热的刺激，可达到温通经络，畅通气血的目的，适用于除面部以外的全身各处。

# 摇 法

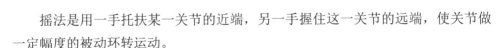

摇法是用一手托扶某一关节的近端，另一手握住这一关节的远端，使关节做一定幅度的被动环转运动。

要求：关节的环转摇动需要在正常活动范围内，开始摇动时速度要慢，幅度不宜太大，待孩子适应时再稍稍加快速度，幅度也可逐渐加大。

特点：摇法主要用于关节，有活动关节、放松肌肉、通畅气血的作用。

# 捏脊法

捏脊法是用拇指和食指、中指三指或拇指与屈曲的食指，捏起脊柱部位的皮肤，并沿脊柱向上，两手交替边推边捻动向前。

操作捏脊法时有两种常用的方法。一种是用拇指和食中指三指操作，用拇指桡侧缘或螺纹面向前顶住皮肤，配合食、中二指，用指腹将皮肤提起，然后双手交替捻动向前推行。另一种是用拇食、二指操作，用屈曲的食指中节桡侧向前顶住皮肤，拇指在前，两指配合将皮肤提起，然后双手交替捻动向前推行。

要求：捏脊的操作一般从臀裂（尾巴骨端）开始，沿脊背中线向上止于肩部水平（大椎穴），一般连续操作4～5遍。前三遍只捏脊不提脊，后1～2遍常捏三提一。

捏三提一是指捏脊时，每向前交替捻动三次后，双手在同一水平面同时捏住皮肤并向上提拉一次；或者可以在重点的穴位处，如肾俞、脾俞、肺俞等，进行提拉。在提拉皮肤时，可能会出现清脆的"吧、吧"声，这多属于正常，是筋膜拉紧后的弹响声，一般被认为是手法效果良好的体现。

特点：捏脊法具有调整阴阳、健脾和胃、疏通经络的作用，可促进全身气血的运行，改善脏腑的功能，增强机体抵抗力，是小儿推拿常用的手法。

 ## 4.2 小儿推拿常用穴位的掌握

首先要提醒家长，小儿推拿的穴位与成人的穴位不是完全相同的。这是因为小儿推拿的穴位包括了三部分，即十四经穴、特定穴和经外奇穴。而特定穴和成人穴位是不一样的。成人的穴位是点状的，但小儿推拿的穴位并不局限于点状，还有面状、线状或环状等不同形状的穴位，小儿双手的穴位最多等等。所以，家长可能会发现同样是穴位，但其实和前面"刮痧基础知识"中刮痧疗法常采用的经络腧穴部分内容是有所不同的。

由于不同年龄段的孩子，推拿操作的时间和每个穴位操作的次数也不尽相同。在本书中，每个穴位都会有一个推荐操作的次数，而这个次数一般适用于6个月到 1 岁左右的孩子。当然，为了更方便，临床上还采用持续时间来说明各个手法操作时间。所以，家长既可采用持续时间，也可采用次数来表达每个穴位或手法操作的时间。家长在操作时，需要考虑孩子年龄的大小，有时还需要对疾病病情的轻重进行分析，适当加减次数。

注：各部位除小儿推拿的特定穴外，其他穴位与刮痧当中的穴位定位是一致的，所以如果在刮痧部分已用图片表示的，在这一部分中就没有再重复图片内容，家长可参看前面内容。

### 4.2.1 头面部常用的穴位

## 天 门

位置：眉心至前发际连成的直线。

操作：两拇指自眉心交替直推至前发际，称开天门，推 30 ～ 50 次。

特点：具有疏风解表，醒脑开窍，镇静安神的作用，常用于治疗外感发热、头痛等症。

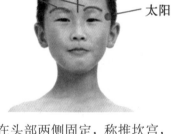

## 坎 宫

位置：自眉头起沿眉向眉梢成一横线或弧线。

操作：两拇指自眉心向眉梢分推，其余四指轻放在头部两侧固定，称推坎宫，又称分阴阳，推 30 ～ 50 次。

特点：具有疏风解表、醒脑明目、止头痛的作用，常用于外感发热、头痛等症。

## 太 阳

位置：眉梢后凹陷处。

操作：两拇指桡侧自前向后直推，名推太阳；用拇指或中指螺纹面揉，称揉太阳；操作 30 ～ 50 次。

特点：具有疏风解表、清热明目、止头痛的作用，推太阳主要用于外感风热，揉太阳主要用于外感风寒。

# 迎　香

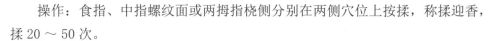

位置：鼻翼外缘旁开 0.5 寸，鼻唇沟中。

操作：食指、中指螺纹面或两拇指桡侧分别在两侧穴位上按揉，称揉迎香，揉 20 ～ 50 次。

特点：具有宣肺气、通鼻窍的作用，常用于感冒或鼻炎等引起的鼻塞流涕、呼吸不畅。

# 百　会

位置：头顶的正中线与两耳尖连线的交会点。

操作：用拇指或中指螺纹面或掌心，或按或揉，称按百会或揉百会，按 3 ～ 5 次，揉 30 ～ 50 次。

特点：百会为诸阳之会，按揉百会能安神、镇惊、升提下陷之中气，常用于治疗遗尿、脱肛、烦躁、惊风等症。

# 耳后高骨（高骨）

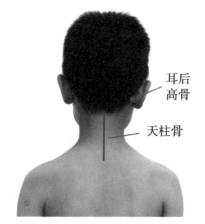

位置：耳后入发际，乳突后缘高骨下凹陷中（两耳后，乳突后缘与后发际或枕骨隆起下缘的交界处）。

操作：用拇指螺纹面按揉，称揉耳后高骨，30 ～ 50 次。

特点：具有疏风解表的作用，常用于治疗感冒头痛、头昏烦躁等症。

# 风　池

位置：乳突后方，项后枕骨下大筋外侧陷中（颈后发际上 1 寸，胸锁乳突肌与斜方肌之间凹陷中。）

操作：用拇指、食指或拇指、中指螺纹面相对用力，称拿风池，拿 5 ～ 10 次；或用拇指、食指螺纹面揉，称揉风池，揉 50 ～ 100 次。

特点：具有发汗解表、祛风散寒的作用，拿或揉风池的发汗效果很好，多用于感冒、头痛、发热、无汗或项背强痛等症。

# 天柱骨

位置：颈后发际正中至大椎穴成一直线。

操作：用拇指或食中指指腹自上向下直推，推 300 次，称推天柱骨。或用刮痧板蘸润肤油自上向下刮，刮至皮下轻度瘀血，称刮天柱。

特点：具有降逆止呕、祛风清热的作用，主要治疗呕吐、恶心和外感发热、项强等症。

## 4.2.2 胸腹部穴位

# 天 突

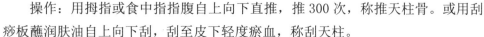

位置：在胸骨切迹上缘正中凹陷中。

操作：用中指螺纹面或按或揉之，称按天突或揉天突。按 5 ～ 10 次，揉 10 ～ 30 次。

特点：具有理气化痰、降逆平喘、止呕的作用，可用于咳喘、呕吐。

# 膻 中

位置：胸骨上，两乳头联线的中点。

操作：用中指螺纹面揉，称揉膻中；用大鱼际或拇指螺纹面自此穴向两旁分推至乳头，称为分推膻中；用食、中指指腹自胸骨切迹向下推至剑突，称为直推膻中。推或揉均 50 ～ 100 次。

特点：具有宽胸理气、止咳化痰的作用，可用于胸闷、呕吐、痰喘、咳嗽。

（天突、膻中图参见第 59 页）

# 乳根乳旁

位置：乳根位于乳头下 2 分，乳旁位于乳头外旁开 2 分。

操作：食中指腹同时揉之，称揉乳根、乳旁。揉 100 ～ 300 次。

特点：具有宽胸理气、止咳化痰的作用，可用于治疗咳喘。

# 中 脘

位置：腹部正中线，肚脐上 4 寸。

操作：用中指指腹或大鱼际按揉，称揉中脘；用掌心或四指摩，称摩中脘。揉100～200次，摩3分钟。

特点：具有健脾和胃、消食和中的作用，常用于泄泻、呕吐、腹胀、腹痛、食欲不振等症。

## 腹

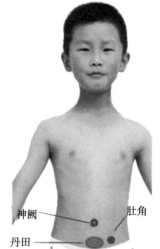

乳旁
乳根
腹

位置：腹部。

操作：沿肋弓角边缘向两旁分推，称分推腹阴阳；掌或四指摩称摩腹。分推200次，摩5分钟。

特点：具有健脾和胃、理气消食的作用，常用于小儿腹泻、呕吐、恶心、便秘、腹胀、厌食等消化功能紊乱病症。一般情况下，顺时针摩腹能消食导滞通便，用于便秘、腹胀、厌食等；逆时针摩腹能健脾止泻，常用于脾虚泻、寒湿泻。

## 脐（神阙）

位置：肚脐。

操作：用中指腹、大鱼际或掌根揉，称为揉脐；指摩或掌摩，称摩脐。揉100～200次，摩约2～3分钟。

特点：具有温阳散寒、补益气血、健脾和胃、消食导滞的作用，多用于腹泻、便秘、腹痛、疳积等证。

## 天　枢

位置：脐旁2寸。

操作：用食指、中指揉之，称为揉天枢。揉50～100次。

特点：具有调理大肠、理气消滞的作用，常用于腹泻、呕吐、食积、腹胀、便秘等症。

神阙
肚角
丹田

## 丹　田

位置：下腹部，脐下2～3寸之间。

操作：用掌跟揉之或用食、中、无名指指腹摩之，称揉丹田，或摩丹田。揉100 ～ 200 次，摩 3 ～ 5 分钟。

特点：具有培肾固本、温补下元、分清别浊的作用，多用于慢性腹泻、虚寒腹痛、疝气、遗尿、脱肛等症。

## 肚 角

位置：脐下 2 寸，旁开 2 寸。

操作：用拇指与食、中二指对称作拿法，称拿肚角；或用拇指螺纹面按，称按肚角。拿或按 3 ～ 5 次。

特点：具有理气消滞、止腹痛的作用，可应用于功能性腹痛，尤其对寒性腹痛、伤食痛效果更好。本法刺激较强，一般拿或按 3 ～ 5 次即可。

### 4.2.3 背腰部穴位

家长可以参看刮痧部分背部穴位的定位方法来进行推拿手法的操作。

## 肩 井

位置：在大椎与肩峰连线的中点。

操作：用拇指与食指、中指对称用力提拿，称拿肩井；用拇指或中指指腹按，称按肩井。拿3 ～ 5 次，按 10 ～ 30 次。

特点：具有宣通气血、发汗解表的作用，常用于治疗外感发热。也多用于治疗结束前，称为结束手法或总收法。

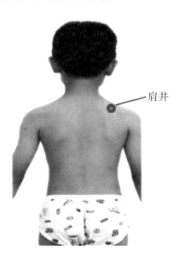

肩井

## 肺 俞

位置：第三胸椎棘突下，旁开 1.5 寸（参见第 60 页图）。

操作：用两拇指或食指、中指指腹在两侧肺俞穴同时揉，称揉肺俞；两拇指分别自肩胛骨内侧缘从上向下分向推动，称推肺俞或称分推肩胛骨。用手掌掌面在肺俞平面上处做横向来回摩擦，称擦肺俞。揉 50 ～ 100 次，分推 100 ～ 300 次。

特点：具有调理肺气、补益虚损、止咳化痰的作用，用于各种咳喘。

# 脾 俞

位置：第十一胸椎棘突下，旁开 1.5 寸（参见第 62 页图）。

操作：用双手拇指或一手的食、中指指腹揉，称揉脾俞。揉 50 ～ 100 次。

特点：具有健脾胃、助运化、祛水湿的作用，常用于治疗呕吐、腹泻、疳积、食欲不振、四肢乏力等。

# 胃 俞

位置：第十二胸椎棘突下，旁开 1.5 寸（参见第 62 页图）。

操作：用双手拇指或一手的食、中指指腹揉，称揉胃俞。揉 50 ～ 100 次。

特点：具有健脾胃、助运化的作用，常用于治疗脾胃虚弱所致的消化不良、纳呆腹胀等症，多与揉脾俞等合用。

# 肾 俞

位置：第二腰椎棘突下，旁开 1.5 寸（参见第 62 页图）。

操作：用两手拇指或一手的食指、中指指腹揉，称揉肾俞。揉 50 ～ 100 次。

特点：具有补肾的作用，常用于治疗肾虚所致的泄泻、遗尿，可配合揉丹田、揉百会等操作。

# 脊 柱

位置：背部正中，从大椎至长强呈一条直线。

操作：用食、中二指腹自上而下作直推，称推脊；用捏法自下而上称为捏脊。捏脊一般捏 4 遍，最后 1 遍每捏三下将脊柱部皮肤提一下，称为捏三提一法；捏后可按揉相应的背俞穴。在捏脊前可先在背部轻轻按揉几遍，使肌肉放松；捏脊后同样在背部轻揉数遍以缓解刺激。推 100 次、捏 3 ～ 5 遍、按 3 ～ 5 遍。

特点：捏脊具有协调阴阳、理气和血、调和脏腑、疏通经络、强健身体的作用，可用于治疗各种消化功能紊乱病症以及夜啼、遗尿等。家长

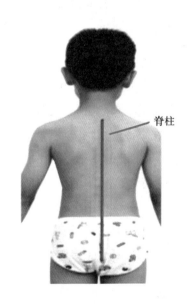

脊柱

给孩子捏脊时，遍数可逐渐增加。刚开始的前几次，可只捏 2～3 遍而不提，而后可逐渐增加至捏 3 遍提 1 遍。等孩子适应后，也可捏 3 遍提 2 遍。捏脊法是小儿推拿保健常用手法之一，常用于治疗先后天各种不足。重推脊具有清热的效果而轻推脊则具有安神的功效。

# 七节骨

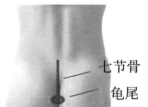

位置：第四腰椎棘突下至尾椎骨端成一直线。

操作：用拇指腹或食、中二指腹自下向上或自上向下作直推，分别称为推上七节骨、推下七节骨。推 100 次。

特点：推上七节骨能温阳止泻，推下七节骨能泻热通便。常用于泄泻、便秘、脱肛等。

七节骨
龟尾

# 龟 尾

位置：尾椎骨端。

操作：用拇指或中指指腹揉，称揉龟尾，揉 100 次。

特点：具有调理肠道的作用，既能用于治疗腹泻又能缓解便秘，具有双向调节作用，常与揉脐、推七节骨等合用。

## 4.2.4　上肢部穴位

# 脾 经

位置：拇指末节螺纹面或拇指桡侧缘。

操作：用拇指螺纹面或桡侧缘旋推孩子拇指的螺纹面，称旋推脾经，即补脾经；或将拇指屈曲、循拇指桡侧边缘由指尖向指根直推，也称补脾经；将患儿拇指伸直，自指尖向指根方向直推末节螺纹面为清，称清脾经。推 300～500 次。

特点：补脾经能健脾胃、补气血；清脾经能清热利湿。可用于治疗消化功能紊乱所致的各种病症，如泄泻、厌食等。一般情况下，脾经多用补法，如果孩子有因为湿热导致的皮肤发黄、恶心呕吐、腹泻痢疾等症，应在清脾经后再加上补脾经。

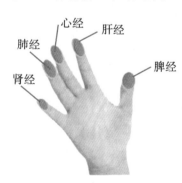

心经
肝经
肺经
脾经
肾经

# 肝 经

位置：食指末节螺纹面。

操作：用拇指螺纹面或桡侧缘在孩子食指螺纹面上旋推，为补肝经；若由指尖向指根方向的向心直推，为清肝经。推 200 ～ 300 次。

特点：清肝经能平肝泻火，息风镇惊，解郁除烦。清肝经常用于发热、目赤、烦躁不安、夜啼、惊风、抽搐等症。肝经一般不用补法，如果孩子确实有肝阴虚或肝血虚，常常会用补肾经达到滋补肝阴肝血的目的。

# 心 经

位置：中指末节螺纹面。

操作：旋推，为补心经，由指尖向指根方向直推，为清肝经。推 200 ～ 300 次。

特点：清心经能清热退心火。常用于发热、口疮、夜啼等。心经一般只用清法。

# 肺 经

位置：无名指末节螺纹面。

操作：旋推，为补肺经，由指尖向指根方向直推，为清肺经。推 200 ～ 300 次。

特点：补肺经能补益肺气。清肺经能宣肺解表，化痰止咳。可用于咳喘及感冒发热等症，若由肺气虚损所致则用补肺经，若为表证或实热证，则用清肺经。

# 肾 经

位置：小指末节螺纹面。

操作：旋推或向指尖直推，为补肾经，自指尖向指根方向直推，为清肾经。推 200 ～ 300 次。

特点：补肾经能补肾益脑，补益先天不足。清肾经能清利下焦湿热。常用于先天不足或久病体虚，如久泻、多尿、遗尿等症。肾经穴一般多用补法，需用清法时，也多用清小肠代替。

# 大 肠

位置：食指桡侧缘，自食指尖直至虎口（拇食指交界处）。

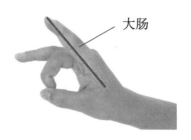
大肠

操作：沿食指桡侧缘从食指尖直推向虎口，称补大肠；从虎口推向指尖，为清大肠。推200～300次。

特点：补大肠能涩肠固脱、温中止泻；清大肠能清肠腑、导积滞。常用于泄泻、便秘、脱肛等病症。若为虚寒腹泻则用补大肠，而清大肠多用于湿热、积食滞留肠道所致的便秘及泄泻。

## 小　肠

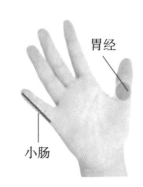
胃经
小肠

位置：小指的尺侧缘（自指尖到指根）。

操作：沿小指尺侧缘从指尖直推向指根，称补小肠；从指根推向指尖，为清小肠。推100～300次。

特点：清小肠能清利下焦湿热；补小肠能补虚。多用于小便不利、遗尿、泄泻等症。

## 胃　经

位置：拇指掌面近掌端第一节。

操作：旋推，称补胃经；自指间横纹向指根方向直推，称清胃经。推100～300次。

特点：补胃经能健脾胃、助运化；清胃经能和胃降逆、泻胃火。常用于恶心、呕吐、厌食及腹胀。

## 四横纹

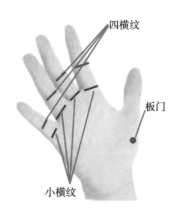
四横纹
板门
小横纹

位置：掌面食、中、无名、小指近侧指间关节横纹处。

操作：用拇指指甲依次掐后继以揉法（可掐1次揉3次），称掐揉四横纹；或四指并拢，自食指近侧横纹处推向小指近侧横纹，称推四横纹。各掐5次或推100次。

特点：掐之能退热除烦、散瘀结；推之能调中行气、和气血、消胀满。常用于治疗小儿食积，多用掐揉法，还多用于厌食、腹胀、咳喘等。

## 小横纹

位置：掌面食、中、无名、小指掌指关节横纹处。

操作：用拇指指甲逐一掐后继以揉法（掐 1 揉 3），称掐揉小横纹。或将患儿四指并拢，自食指掌面掌指关节横纹处推向小指掌指关节横纹，称推小横纹。各掐 5 次或推 100 次。

特点：具有消胀散结的作用，主要用于脾胃热结所致口唇破烂及腹胀等症，还可用于慢性咳嗽。

## 板 门

位置：拇指下，手掌的大鱼际中点。

操作：拇指螺纹面揉之，称揉板门。自拇指指根（即掌指关节横纹处）推向腕横纹推之或反向推之，称推板门。揉或推 100 ～ 300 次。

特点：揉板门能健脾和胃、消食导滞。自拇指掌指关节横纹推向腕横纹能健脾止泻，反向推则能降逆止呕。多用于厌食、嗳气、腹胀、腹泻、呕吐等症。

## 掌小横纹

位置：掌面小指根下，尺侧掌纹头。

操作：中指或拇指螺纹面揉之，称揉掌小横纹。揉 300 ～ 500 次。

特点：具有宽胸宣肺、化痰止咳的作用，主要用于喘咳。

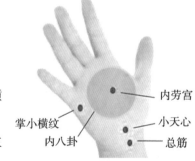

掌小横纹　内八卦　内劳宫　小天心　总筋

## 内劳宫

位置：掌心中，握拳中指腹所指之处。

操作：中指螺纹面揉，称揉内劳宫；用拇指指腹自小指根运至掌小横纹、小天心至内劳宫止，称运内劳宫。揉 100 ～ 300 次。运 10 ～ 30 次。

特点：具有清热除烦的作用，常用于实热或虚热所致的口舌生疮、发热、烦渴等症。

# 内八卦

位置：掌心周围，通常以内劳宫为圆心，以内劳宫至中指根的2/3为半径所作的圆环。

操作：一手握住孩子的四指，使其掌心向上，拇指按在孩子中指跟下的圆环处，用另一手拇指螺纹面用运法，顺时针运，称顺运内八卦；若逆时针运，称逆运八卦。运300～500次。

特点：顺运内八卦能宽胸理气、化痰止咳、行滞消食，逆运内八卦能降气平喘。多用于咳喘、腹胀、呕吐及泄泻等症。

# 小天心

位置：手掌大小鱼际交接处凹陷中，距腕横纹一横指处。

操作：掐揉、揉、捣，称掐揉、揉、捣小天心。掐5次，揉100次，捣30次。

特点：具有清热、镇惊、利尿、明目的作用，主要用于夜啼，也可用于目赤肿痛、口舌生疮、惊惕不安等心经有热的病症。

# 总 筋

位置：掌面，腕横纹中点。

操作：揉或掐之称揉总筋、掐总筋。揉100次，掐3～5次。

特点：具有清热散结的作用，可治疗实热所致口舌生疮、夜啼等证。

# 五指节

位置：掌背，五指的第一指间关节横纹。

操作：一手握着孩子的手，使其手背向上，用另一手拇指指甲依次从孩子拇指掐至小指的关节横纹处，掐后继揉，各掐3～5次，称掐五指节。

特点：具有安神、镇惊、祛痰的作用，主要用于惊惕不安、惊吓啼、惊风及痰喘等症。

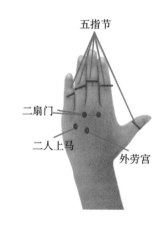

五指节

二扇门

二人上马

外劳宫

# 二扇门

位置：手背，中指掌指关节两侧的凹陷处，一侧两处。

操作：使孩子手心向下，用两拇指指甲或拇食指指甲掐，继以揉法，称掐揉二扇门；揉之，称揉二扇门。掐5次，揉100次。

特点：具有发汗、解表、退热的作用，掐二扇门有很好的发汗作用，多用于外感风寒。

# 上马（二人上马）

位置：手背，无名指及小指掌指关节间近端的凹陷中。

操作：拇指或中指螺纹面揉之，称揉上马。揉300～500次。

特点：具有滋阴补肾，利水通淋，主要用于阴虚内热所致发热、烦躁、牙痛、小便不畅等症，也可用于久咳。

# 外劳宫

位置：掌背第三、四掌骨歧缝间凹陷中（约在掌骨中点处）。

操作：用中指或拇指螺纹面揉之，称揉外劳宫。揉100次。

特点：具有温阳散寒、升阳举陷、发汗解表的作用。外劳宫性温，可用于一切寒证，如外感风寒，或因寒所致的肠鸣腹泻、腹痛等症，也可治疗中气下陷所致脱肛。

# 外八卦

位置：掌背外劳宫周围，通常以外劳宫为圆心，以外劳宫至中指根的 2/3 为半径作圆所成。

操作：用拇指螺纹面作顺时针方向运，称运外八卦。运 100～300 次。

特点：具有宽胸理气、通滞散结的作用。可治疗胸闷、腹胀、大便干、便秘等症。

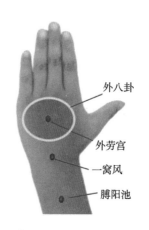

外八卦
外劳宫
一窝风
膊阳池

# 一窝风

位置：手背，腕横纹正中凹陷处。

操作：拇指或中指螺纹面揉之，称揉一窝风；或以拇指指甲掐后继揉之，称掐揉一窝风。揉 100 ～ 300 次，掐 3 ～ 5 次。

特点：具有温中行气、散寒止痛的作用，常用于受寒、食积等原因引起的腹痛等症，对寒滞经络引起的痹痛或感冒风寒等症也有效。

## 膊阳池

位置：前臂背部，一窝风上 3 寸。

操作：一手握孩子手腕，使手臂背侧向上，用另一手拇指或中指揉之，称揉膊阳池；也可用拇指指甲掐而揉之，称掐揉膊阳池。揉 100 ～ 200 次，掐 3 ～ 5 次。

特点：具有止头痛、通大便、利小便的作用，可治疗便秘、感冒头痛或小便不利。

## 三 关

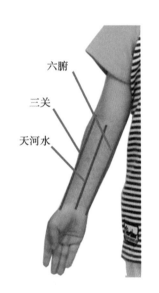

位置：前臂桡侧，从腕横纹的桡侧端至肘横纹的桡侧端成一直线。

操作：用拇指螺纹面或食、中指螺纹面自腕推向肘，称推三关。推 100 ～ 300 次。

特点：具有补气行气、温阳散寒、发汗解表的作用。推三关性温热，主治一切虚寒病证。

## 天河水

位置：前臂正中，腕横纹正中至肘横纹（肘中肌腱内侧）成一直线。

操作：用食、中二指螺纹面自腕推向肘，称清天河水，推 300 ～ 500 次；用食中指蘸水，自总筋处一起一落弹打至肘部，同时一边用口吹气伴随，称引水上天河。

特点：具有清热解表、泻火除烦的作用。天河水性凉，多用于各种热证，引水上天河清热的效果优于推天河水。

## 六 腑

位置：前臂尺侧，腕横纹尺侧端至肘成一直线。

操作：用拇指螺纹面或食中指螺纹面自肘推向腕，称退六腑，推 300 ~ 500 次。

特点：具有清热凉血的作用。退六腑性寒凉，用于各种实热证。

### 4.2.5 下肢部穴位

## 箕 门

位置：大腿内侧，髌骨内上缘至腹股沟中点成一直线。

操作：用食、中指螺纹面自髌骨内上缘向腹股沟中点作直推法，称推箕门。推 100 ~ 300 次。

特点：具有利尿的作用，常用于小便赤涩不利、尿潴留。

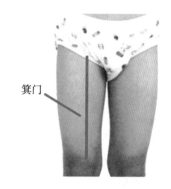

箕门

## 足 三 里

位置：外膝眼下 3 寸，胫骨前嵴旁开 1 寸。

操作：用拇指螺纹面揉之，称揉足三里。揉 100 ~ 300 次。

特点：具有健脾和胃、调中理气、通络导滞的作用。多用于消化系统疾病，如呕吐、厌食、泄泻等，同时也是小儿常用保健手法之一。

## 三 阴 交

位置：内踝尖直上 3 寸，胫骨后缘凹陷中。

操作：用拇指或食指螺纹面揉之，称揉三阴交。揉 100 次。

特点：具有通血脉、活经络、疏下焦、利湿热的作用。主要用于泌尿系统疾病，如遗尿、癃闭、小便不利等，亦常用于下肢痹痛、瘫痪等；尚有健脾胃、助运化的功效，用于小儿消化不良等症。

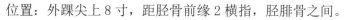

## 丰 隆

位置：外踝尖上 8 寸，距胫骨前缘 2 横指，胫腓骨之间。

操作：用拇指或中指螺纹面揉，称揉丰隆。揉 100 次。

特点：具有化痰平喘的作用，可治疗咳嗽痰多。

# 涌 泉

位置：屈趾，足掌心前正中凹陷中（足掌心前 1/3 与后 2/3 交界处的凹陷中）。

操作：用拇指螺纹面向足趾推，称推涌泉；或揉，称揉涌泉。推、揉均 100 次。

特点：具有引火下行、退虚热的作用。主要用于五心烦热、烦躁不安等症。

 ## 4.3 小儿推拿常用复式操作法

复式操作法是小儿推拿特有的操作方法，也是区别于成人推拿的一个方面。它是用一种或几种手法，在一个或几个穴位上按一定程序进行特殊的推拿操作，现在统称为复式操作法。下面介绍的是小儿推拿临床最常用的几个复式操作法。

## 黄蜂入洞

操作方法：家长一手扶着孩子头部，使其相对固定，另一手食中指的指端在患儿两鼻孔下缘处，以腕关节带动着力部分，作反复揉动 50 ～ 100 次。

特点：具有宣肺气、宣通鼻窍、发汗解表的作用，常用于外感风寒的发热无汗及急、慢性鼻炎的鼻塞、呼吸不畅等症状。

## 水底捞明月

操作方法：家长先以左手将孩子四指握住，使掌心向上，再以右手滴凉水于孩子内劳宫处，用食、中指固定孩子拇指，然后用拇指蘸水自孩子小指根经掌小横纹，沿小鱼际尺侧缘运至小天心处，再转入内劳宫为一遍，边推边吹凉气，推 30 ～ 50 遍。

特点：具有清热凉血、宁心除烦的作用。此法性寒凉，常用于发热，对于各类实热证尤为适宜。

## 打马过天河

操作方法：家长以左手握住孩子四指，将掌心向上，用另一手拇指螺纹面运内劳宫穴，然后屈患儿四指向上，以左手握住，再以食、中指的螺纹面沾凉水自总筋循天河水向上，一起一落打至肘横纹处为 1 次，弹打 10 ～ 20 次。

特点：具有清热泻火的作用。此法性寒凉，可用于一切实热证。

## 按弦走搓摩

操作方法：让一名家长将孩子抱于怀中，较大的孩子可以让其两手交叉搭在两肩上，另一名家长站或坐于孩子身后，用两手掌从孩子两腋下沿胁肋，自上而下搓摩到肚角处，搓摩 50 ～ 100 次。

特点：具有理气化痰、除胸闷的作用。主要用于积痰积气引起的胸闷痞积、咳嗽气急、痰喘不利诸症。

## 总收法

操作方法：家长用左手中指，按于孩子肩井穴，再用右手拇指、食指、中指，拿住孩子食指和无名指使其上肢自然伸直，然后顺时针和逆时针摇之，各摇 10 次。

特点：能通行一身之气。常作为小儿推拿的结束手法。

 ## 4.4 小儿推拿辨体保健

家长们了解了小儿推拿的常用手法，也了解了常用的小儿推拿穴位，接下来就可以运用到日常的体质调理当中了。家长可以根据不同体质的特点确定孩子的体质类型，然后尝试运用小儿推拿来进行辨体推拿保健。调理体质并不是一两天就能有明显效果的，家长一定要持之以恒，并且可以综合运用多种手段，慢慢就能感受到孩子体质的变化了。因为体质虽然是相对恒定的，但却又可以通过调理逐渐发生变化的。

家长可以选择在早晨孩子空腹时操作推拿，也可以选择在孩子睡前半小时或睡前 1 小时操作，但不要选择在孩子饱餐之后。

如果孩子是阴阳无明显偏衰偏盛的正常质（那真是太好了），家长还是可以给孩子做一些推拿的手法，以帮助维持机体阴阳的平衡。家长只需隔日或每日一次给孩子适当地调补一下脾胃，促进脾胃的消化吸收。家长可以采用捏脊法，每次 5 遍，前 3 遍只捏，自下而上，后两遍捏 3 提 1，具体手法可参见前面的相关内容。由于捏脊有一定的刺激性，所以在捏脊开始操作的前几天，捏的时候可以力量稍轻一些，不提或提的力量轻一些。等孩子逐渐适应后，再逐渐加大捏和提的力量。

捏脊完毕，家长可以接着用手掌从下而上轻揉背部数遍，以缓解捏脊的刺激。

如果孩子是阴相对偏衰、内有虚火的阴虚燥红质，家长的推拿就重在滋阴清火，推拿操作就需要多一些了。家长可以选择具有滋补效果的穴位为主进行手法操作，适当的加上一些具有清热作用的穴位。常采用的操作包括揉二人上马、补脾经、补肺经、补肾经、顺时针摩腹、揉足三里、揉三阴交、揉涌泉、捏脊、清天河水。家长可以把以上操作分成两组，轮流操作，一次一组，每天一次，每周操作 5 次，中间休息两天让孩子身体有个自我调节的过程。一组为：补脾经、顺时针摩腹、揉足三里、捏脊、清天河水；另一组为：补肺经、补肾经、揉二人上马、揉三阴交、揉涌泉。每个穴位的操作时间 2 分钟左右，每组操作大约 10 分钟。

如果孩子是阳相对偏衰、阴寒在体内占优势的阳虚迟冷质，家长应该选取具有温补脾肾作用的穴位进行操作，适当再加补益脾胃的穴位。常采用补脾经、补肾经、揉外劳宫、推三关、揉足三里、捏脊，家长同样可以把以上操作分成两组，两组轮流操作。一组为：补脾经、揉外劳宫、揉足三里、捏脊；另一组为：补肾经、推三关、揉足三里、捏脊。每个穴位的操作时间 2～3 分钟，每次操作大约 10 分钟。每天一次，每周操作 5 次，中间休息两天。

如果孩子是痰湿腻滞质，家长则需要选用能健脾化痰的穴位进行操作。可采用补脾经、揉板门、顺运内八卦、揉足三里、揉丰隆、捏脊。家长可以把以上操作分成两组，两组轮流操作。一组为：补脾经、顺运内八卦、揉足三里、捏脊；另一组为：补脾经、揉板门、揉丰隆、捏脊。每个穴位的操作时间可以为 2～3 分钟左右，每次操作大约 10 分钟。每天一次，每周操作 5 次，中间休息两天。

如果孩子是气血两虚倦怠质，家长需要选择健运脾胃，具有补益作用的穴位来操作，包括补脾经、补肺经、补肾经、揉板门、顺运内八卦、分手阴阳、摩腹（顺时针、逆时针各一半）、揉足三里、捏脊。同样，可以把操作分成两组，一组为补脾经、分手阴阳、摩腹（顺时针、逆时针各一半）、揉足三里、捏脊；一组为补肺经、补肾经、揉板门、顺运内八卦、捏脊。两组轮流，每个穴位的操作时间 2 分钟，每次操作大约 10 分钟。每天一次，每周操作 5 次，中间休息两天。

如果孩子为阳盛质，家长应该选用具有通调大肠的操作，适当配合一些具有清热作用的穴位。可采用清大肠、顺运内八卦、顺时针摩腹、推下七节骨、揉龟尾、清天河水。每个穴位的操作时间 2 分钟左右，每次操作 10～15 分钟。每天一次，每周操作 5 次，中间休息两天。

如果家长感觉小儿的体质逐渐向正常质转化，可以再坚持以往的操作 3～6 个月，然后再采用正常质的推拿操作方法，以维持孩子体内的平衡。

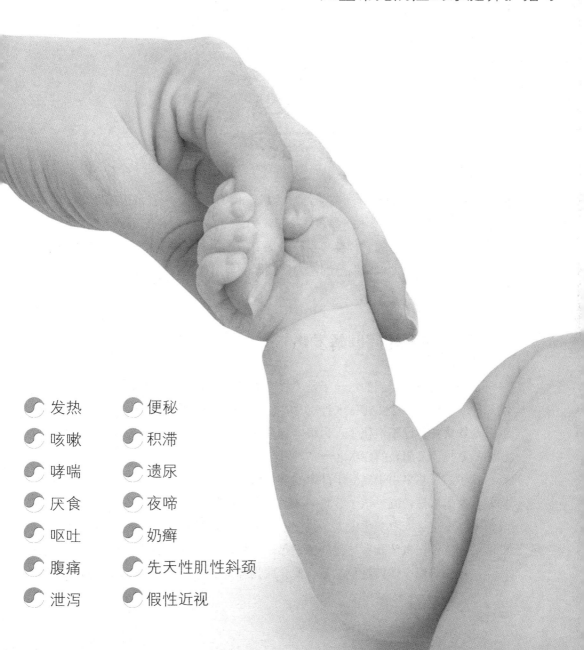

# 第二部分 2
## 儿童常见病症的家庭养护指导

- 发热
- 咳嗽
- 哮喘
- 厌食
- 呕吐
- 腹痛
- 泄泻
- 便秘
- 积滞
- 遗尿
- 夜啼
- 奶癣
- 先天性肌性斜颈
- 假性近视

在这一部分的推拿指导中，为了使家长在家方便操作，我们给出的是一个时间参考值，主要针对6个月到1岁年龄的孩子（年龄小的请适当减少时间，年龄大的可适当增加）。下面是每个常用手法1分钟所对应的操作次数，所以如果家长还是对操作次数把握更好，则可以换算成次数来进行，不过由于操作路线的长短，所以频率还会有所不同。

直推法：150～200次/分；旋推法：150次/分；运法：80～120次/分；揉法：100～120次/分。

# 1  发热

发热是指体温的异常升高，是临床最常见的症状。一般肛温高于37.8℃，舌下温度超过37.5℃或腋下温度大于37.4℃就可以认为有发热了。发热通常是人体对某些致病因素的一种全身反映，病毒或细菌常常是其中重要的致病因素。不过，人体也会因为体温调节的能力受到影响而出现发热，比如中暑等等。

 ## 1.1 中医如何理解发热

正如我们前面提到的，孩子是"稚阴稚阳"体质，而且"阳相对于有余"。因此，孩子不仅容易受到阳热邪气的侵袭，引起发热；即使有时感受了阴寒邪气，或者是饮食在体内不消化了，也很容易变为热证。因此，发热是孩子所患疾病过程中最常见而又明显的症状之一。

孩子的发热多由于感受了外来的邪气所致。由于孩子的脏腑娇嫩，功能和结构发育都未成熟，同时孩子的肌肤薄弱，所以抵抗疾病的能力比较弱。而当气候突然发生变化、或者变化太大，孩子不能适应；或者家长未能及时增减衣物等，外面的邪气侵犯机体就会导致外感发热。另外，如果孩子感冒未能及时或正确地治疗，导致热邪在体内越积越多，便会成为肺胃实热。家长还必须注意，如果孩子的饮食有问题，如吃了不干净、不消化的食物或者暴饮暴食等，都可能会使热邪聚集于体内而成为肺胃实热。

但也有的孩子因为先天体质不足，阴液亏虚明显，或后天未能给予正确地调养，或者由于生病时间比较长，损伤到了体内的津液，体内可能会有虚热产生。此外，临床上还有一种特殊的发热，称之为暑热证，也就是常说的夏季炎热，中医称之为"疰夏"，或"苦夏"。这个多是由于孩子先天体质较弱，或者由于生病导致体质下降，一到暑热偏盛的夏天，容易有热邪积聚于肺胃，而不能从体内透发出来，所以便会有发热的表现了。

 ## 1.2 发热的不同表现

家长注意到孩子发热了，还需要观察孩子除发热外，是否还有其他不舒服的表现。这样可以帮助家长了解孩子发热的原因，并根据发热的原因来选择正确的护养方法。

中医一般把发热分为外感发热、肺胃实热、阴虚发热以及暑热四种类型。

一般来说，外感发热是孩子发热最常见的类型。我们通常说的感冒多半在中医中属于外感发热这一类型。通常可能有两种表现：一种是外感风寒，孩子常常表现为发热比较轻，但怕冷、怕风、不出汗、鼻塞、流清涕、打喷嚏，有时孩子还会说头痛或咽喉发痒。如果家长仔细观察孩子的舌面，可能会看到孩子的舌色没有明显变化，舌苔也是薄白的；再留意一下孩子的指纹，可能是鲜红的。还有一种是外感风热，孩子常表现出发热比较重，微微出汗或者也不出汗，鼻塞、流黄稠的鼻涕，孩子的咽喉疼痛会比较严重，舌苔是薄黄的，指纹的颜色可能会偏一点紫红色。

孩子若出现高热、满面通红，大便干燥或不解大便，小便少，同时孩子的精神较差，没有食欲，还可能出现呼吸急促、口渴喜饮、舌色红、苔干燥等症状，指纹是深紫色，这多是肺胃实热型。这常常是外感发热治疗不及时或不正确，或者是饮食积滞导致热郁于体内所引起。西医所说的扁桃体炎或下呼吸道的感染所引起的发热多属于这一型。

阴虚发热型在孩子中相对少见，孩子多表现为下午或傍晚出现发热，家长可能会感觉到孩子的手心、脚心比较热，孩子没有什么食欲，睡觉不太踏实，而且特别容易出汗，同时舌色可能偏红，舌面上的苔比较少或者有一些剥脱，指纹可能是淡紫色。

患有暑热证的孩子通常在天气特别炎热时出现发热,而且发热持续的时间较长,一般多为低热或者中度发热,高热较少。发热多数在傍晚和晚上更高,早晨较低,但也有发热不遵循此规律的。孩子一般还会感觉精神较差,总想睡觉,食欲不佳,口渴多饮,多尿,出汗少,舌色偏红,舌苔薄白或黄腻,指纹可能是紫色的。

 ## 1.3 发热期间的家庭养护指导

### 1.3.1 一般护理指导

孩子发热时应该多休息、多喝开水,室内温度适宜,衣服增减适当。小儿发热通常消耗大量热量,同时还会表现出食欲不振、腹泻、便秘等症状。所以,家长应该注意给孩子提供适量的热量和蛋白质,以清淡和易消化的食物为主,米汤、蛋羹等流质和半流质的饮食比较适合孩子在发热期间食用。应鼓励孩子多喝温开水,以补充体内的水分,这也有助于孩子体温的下降。给孩子多吃一些新鲜的蔬菜和瓜果,多补充一些维生素和无机盐,特别是维生素 C,如橙子、苹果等,有助于孩子退热。

家长首先可以尝试物理降温的办法,如用冷湿毛巾擦浴全身,尤其是大血管走行的位置,如孩子的腋下、腹股沟等部位,擦至皮肤发红为止。家长也可以给孩子用温水洗澡,洗完后及时用毛巾擦干穿好衣服;或者可以用冷水袋放在腋下、颈部两侧、腹股沟以及额部。目前世界卫生组织不主张用酒精(包括白酒)给 3 个月以下的婴儿擦浴,因为小婴儿的皮肤薄,酒精会通过皮肤吸收,对孩子的健康不利。

### 1.3.2 药膳推荐

在孩子发热期间,家长可以根据孩子发热的类型,选用适当的食材和副作用小的药材,为孩子烹饪一些具有退热作用的药膳。

**(一)如果孩子是外感风寒**

(1)葱姜水

选用葱白 7 根,鲜生姜 20 g,洗干净后切成片,捣烂取汁,加入开水冲稀,稍凉后趁热给孩子喝。家长可以让孩子睡下,盖被以帮助发汗。

(2)苏叶汤

选用鲜紫苏叶 15 g(或干紫苏叶 9 g),鲜生姜 10 g 切片,水煎汤加入少量糖调味,趁热服。每日煎煮 1 次,分 2 次喝,连服喝 3 天。

（二）如果孩子是外感风热

（1）杏菊饮

选用杏仁 6 g（去皮尖打碎），菊花 6 g，冰糖适量。将杏仁、菊花和冰糖放在一起，加水煮，待水煮开后再多煮 5 分钟，把汤汁倒出。让孩子把汤汁当水饮用，可连续喝 3 天。

（2）牛蒡粥

选用牛蒡根取汁 100 ml，粳米 50 g，把牛蒡根汁加入到粳米中，再加入适量水煮成粥。每天喝 3～4 次，连喝 3 天。

（三）如果孩子是肺胃实热

（1）胖大海饮

选用胖大海 2 枚，白糖适量。用开水泡胖大海，待胖大海泡开后，取汁加少量白糖当水喝。每天喝 3～4 次，连喝 3 天。

（2）竹沥粥

选用鲜竹沥水 100 ml，粳米 250 g，冰糖适量。取适量的水和竹沥水，加入粳米中，煮成粥饮用。每天喝 3 次，连喝 3 天。

（四）如果孩子是阴虚发热

（1）三汁饮

选用麦冬 10 g，生地 15 g，藕 1 段。将麦冬、生地、藕切碎，然后加水一起煮 40 分钟，取汁给孩子饮用。让孩子当水喝，连喝 3～5 天。

（2）五汁饮

选用梨汁、荸荠汁、藕汁（或用甘蔗汁）、鲜苇根汁、麦冬汁各等量。将梨、荸荠、藕（或用甘蔗）、鲜苇根、麦冬切碎，放入榨汁机里取汁，和匀后饮用。让孩子把汤汁当水喝，连喝 3～5 天。

（五）如果孩子是暑热表现

（1）绿豆粥

选用绿豆 30 g，粳米 50 g，冰糖适量。将绿豆洗净后浸泡 1 小时，放入锅中先煮 30 分钟，再将洗净的粳米放入绿豆汤中，加适量水，用大火煮开后，再用小火慢慢熬成粥，放适量冰糖调味。每日喝 3～5 次，连喝 3 天。可在暑天常常食用，每天一次。

（2）藿香粥

选用藿香 15 g，粳米 50 g。将藿香加入水中，煎 5 分钟后去渣取藿香汁；粳米加水适量，熬成粥后，再加入藿香汁熬煮 3 分钟后可食用。每天喝 3 次，连喝 3 天。

### 1.3.3　小儿推拿

发热的小儿推拿以清热为主，同时还需要根据发热的类型，配合其他相应的手法操作。家长可以使用凉水、薄荷水或酒精（半岁以上的孩子可用）等作为推拿操作时的润滑剂，可以加强手法的退热作用。家长可以在上下午各操作一次，发热较高的话也可 3 次。如果孩子退热了，家长还应该坚持操作 2 天，巩固疗效，防止热度再起。但如果推拿操作数次后，高热仍不退，应考虑用药并及时就医。

（1）如果孩子是外感发热，家长可以选择开天门、推坎宫、揉太阳、运耳后高骨各 1 分钟，清肺经、清天河水各 3 分钟。风热表现的话，加上推脊 2 分钟；风寒表现则加推三关 1 分钟、掐揉二扇门、拿风池各 3 ～ 5 次。

选择的理由：开天门、推坎宫、揉太阳、运耳后高骨，能有助于祛除在表的邪气；清肺经、清天河水，能有助于清热；推脊以加大清热的力度；推三关、掐揉二扇门、拿风池，重在帮助发汗退热。

家长如果还想要通过推拿来缓解发热以外的症状，如咳嗽、鼻塞、咽痛、食欲不好等，可以参照本章后面相关的内容选择手法和穴位进行操作。

（2）如果孩子是肺胃实热，家长可以选择清肺经、清胃经、清大肠、揉板门、运内八卦各 1 分钟，清天河水、退六腑各 2 分钟，揉天枢、顺时针摩腹各 2 分钟。

选择的理由：清肺经、清胃经，能帮助清除肺胃的实热；清大肠、揉板门、运内八卦、揉天枢、顺时针摩腹，有助于促进消化、帮助排便，以退内热；清天河水、退六腑，重在清热退热。

（3）如果孩子是阴虚发热，家长可以选择补脾经、补肺经、补肾经、运内劳宫各 1 分钟，揉二人上马 2 分钟，清天河水 2 分钟、推涌泉 1 分钟、按揉足三里 2 分钟。

选择的理由：补脾经、补肺经、补肾经、揉二人上马、按揉足三里以帮助促进脾、肺和肾的功能，促进人体内脏的功能，清天河水、揉内劳宫有助于退虚热；而推涌泉可以达到使内热自人体内下行，可通过促进小便的排出而达到清虚热的目的。

（4）如果孩子是暑热，家长可以选择清肺经、清胃经、清心经、清天河水、退六腑、补脾经、补肾经、揉小天心各 1 分钟。

选择的理由：清肺经、清心经、清天河水、退六腑、揉小天心可清暑泄热，补脾经、补肾经以益气养阴。

### 1.3.4 经络刮痧

一般经络刮痧适合大一点的孩子，建议 3 周岁以上。所以，如果孩子较大，不适合小儿推拿，家长还可以运用经络刮痧的方法来帮助孩子缓解发热的症状。

家长可以选择刺激风池、大椎、风门、大杼、曲池、合谷等穴位。首先 用角刮法从孩子的颈部刮至脊背部，刮 6 ～ 8 次；然后刮前臂桡侧面的曲池穴，刮 8 ～ 10 次；最后再用按揉法刮揉合谷穴，按揉 8 ～ 10 次。

> 需要提醒家长注意的是：若在采用家庭护理方法后，孩子仍高热不退时，则需要及时求医，以防延误病情。

| 发热穴位速查 | |
|---|---|
| 推拿穴位速查 | 天门、坎宫 74 页，风池、耳后高骨 75 页，天枢 77 页，脊柱 79 页，脾经 80 页，心经、肺经、肾经、大肠 81 页，板门、胃经 83 页，内劳宫 83 页，内八卦、小天心 84 页，二人上马 、二扇门 85 页，三关、六腑 、天河水 86 页，足三里 87 页，涌泉 88 页 |
| 刮痧穴位速查 | 风池 59 页，大椎、风门、大杼 60 页 |
| | 合谷 63 页，曲池 64 页 |

# 2 咳嗽

咳嗽可以说是人体的一种保护性的反射动作。通过咳嗽能有效地清除呼吸道内的分泌物或吸入气道的异物。但同时，咳嗽也是一个独立的病证，是儿科呼吸系统疾病中最常见的症状之一，尤以婴幼儿更多见。其中，感冒导致的咳嗽更常见。身体异常导致的咳嗽还会使孩子喉咙疼、声音嘶哑，甚至咳血。

咳嗽一年四季均会发生，但以冬天和春天发生的几率更高。

 ## 2.1  中医如何理解咳嗽

如果肺脏功能出现问题，肺气会上逆、上冲，而引起咳嗽。多种因素均可以影响到肺气的通畅而发生咳嗽，有时可能是外界的风、寒、燥、湿等外邪，影响到了肺脏，使肺气上逆而引起咳嗽；有时其他脏腑有病变也可能会牵连到肺脏，而出现咳嗽，如孩子消化不良，体内则容易生痰，痰湿内蕴，会影响到肺气的宣散，会引起咳嗽。另外，如果孩子的体质虚弱，或患病的时间较长，肺气虚损，也会引起咳嗽。

## 2.2  咳嗽的各型表现

咳嗽的原因有很多，从中医的角度来看，可以用寒、热、虚、实来概括。家长需要辨别清楚咳嗽的原因再给孩子运用恰当的方法进行干预。一般来说，由于感受风寒而引起的咳嗽，孩子咳出的痰色白而稀，还会有咽喉发痒、声音沙哑、流清鼻涕、怕冷、不太出汗等症状，可能还有头疼、全身疼痛、舌苔薄白、指纹淡红等表现。感受风热所引起的咳嗽，孩子咳出的痰黄而黏稠，咽喉疼痛比较明显，流黄色的鼻涕，常常伴有发热、口渴、舌色红、苔薄黄、指纹鲜红或紫红。

痰湿咳嗽是孩子内伤咳嗽中最常见的，常表现为咳嗽，咳的痰比较多，痰色白而稀，孩子还可能有胸口发闷、食欲不好、精神较差、舌色淡、苔白腻的表现。如果家长感觉孩子咳嗽时没有力气，咳出的痰白稀，孩子的面色苍白而没有光泽，还常常有些喘息，不愿说话或说话时声音很小，或者很怕冷、容易出汗、舌色淡等，则咳嗽可能是孩子气虚所致。如果孩子老是干咳，咳不出痰，或痰很少、很黏稠，还常说口渴、咽喉干或痒，手脚心发热或者是下午傍晚发热，晚上睡觉出汗多，舌色红、舌苔少，甚至有些剥脱，则孩子的咳嗽多是阴虚导致的。

## 2.3　咳嗽的家庭养护指导

### 2.3.1　一般护理指导

在寒冷的季节，在室外活动的孩子一定要注意保暖，同时室内的温度也不要太高。因为如果室内外温差太大，孩子不容易适应，则更容易感冒。平日容易感冒咳嗽的孩子注意多加强一些户外运动，多晒太阳，多做有氧锻炼。如果咳嗽程度不严重，但持续时间却比较长，家长应该积极寻求医生的帮助，找到咳嗽的原因，尽快帮助孩子缓解咳嗽。

孩子在咳嗽期间饮食宜清淡，减少孩子荤菜的摄入量，尽量避免吃鱼虾蟹类，但可吃少量的瘦肉、禽蛋类食物。不要给孩子吃咸鱼、咸肉等含盐多的食物，也不要给孩子吃油脂含量高的食物，否则会加重孩子的咳嗽。尽量限制孩子吃冷、辣、酸、甜的食物，这些食物会使咳嗽加重。家长需要鼓励孩子多饮用温水，以稀释黏液，使痰容易咳出，有利于咳嗽的恢复。

### 2.3.2　药膳推荐

在孩子咳嗽期间，家长可以根据孩子咳嗽的类型，烹饪或制作不同的药膳，帮助孩子缓解咳嗽。

#### （一）如果孩子是外感风寒咳嗽

（1）杏仁茶

选用杏仁 3 ～ 6 g（去皮尖打碎），生姜 3 片，白萝卜 100 g。将杏仁、生姜、白萝卜切碎后加水 400 ml，小火煮到汤汁剩 100 ml 左右，再加入少量白糖调味。每日 100 ml 汤汁，给孩子分几次饮用，连喝 3 ～ 5 天。

（2）苏杏汤

选用紫苏 10 g，杏仁 3 g，生姜 10 g，红糖 10 g。先将紫苏与杏仁捣成泥，将生姜切成片，放在一起煎煮，把汤汁倒出，放入红糖再稍煮片刻，使红糖完全溶化。汤汁可以分三次饮用，连喝 3～5 天。

**（二）如果孩子是风热咳嗽**

（1）桑菊杏仁饮

选用桑叶 10 g，杏仁 3 g，菊花 10 g，白糖适量。将桑叶、菊花、杏仁放入锅内，加水适量煎煮，然后倒出汤汁，再放入少许白砂糖调味。让孩子把汤汁当水饮用，每次喝少量，连喝 3～5 天。

（2）银花薄荷露

选用金银花 10 g，薄荷 5 g，白糖适量。将金银花放入 500 ml 的水，先煎，水煮开后再放入薄荷再煎 3 分钟左右，取汁 300 ml。将汤汁当水饮用，饮用时可加入白糖，每天分 3 次饮用，连饮 3～5 天。

**（三）如果孩子是痰湿咳嗽**

（1）橘皮粥

选用新鲜橘皮 30 g（干的橘皮量可少些，15～20 g），粳米 50 g。将橘皮用水煎煮后，把渣去掉倒出汤汁，粳米洗净后加入到汤汁中，熬煮成粥。让孩子每餐食用一些，一天共 3 次，连续食用 5 天。

（2）莱菔饮

选用炒莱菔子 6 g，白糖适量。将炒莱菔子加适量的水煎煮，倒出汤汁，加入适量白糖调味。汤汁分成 3 次饮用，连饮 5 天。

**（四）如果孩子是气虚咳嗽**

（1）杏仁胡桃粥

选用甜杏仁 15 g，胡桃肉 15 g，粳米 50 g。先将杏仁捣碎，然后将捣碎的杏仁和胡桃肉、粳米放在一起，加适量的水一起煎煮成较浓稠的粥。可选择晚餐时给孩子食用，连吃 10～14 天。

（2）猪肺猪肚汤

选用猪肺一具，猪肚一个，北沙参、白术各 20 g，生姜 10 g。先将猪肺、猪肚洗净，将北沙参、白术和生姜塞入猪肚或猪的肺管。猪肺、猪肚同时下锅，加适量的水，用大火烧开后，用小火再炖 3 小时，至烂熟后食用。给孩子喝汤为主，可以吃少量的猪肺和猪肚，每周 1 次，连续吃 8 周。

**（五）如果孩子是阴虚咳嗽**

（1）川贝炖梨膏

选用川贝母 3～6 g，梨 1 个，冰糖 15 g。将川贝母打碎，梨去核，将冰糖和贝母放入梨中，同放炖盅内，隔水炖 1 小时。每日分 2 次吃，连吃 5 天。

（2）银耳羹

选用银耳 5 g，鸡蛋 1 个，冰糖 10 g。将银耳用温水发透去蒂头，并将其撕成片状，加适量水煮烂。取鸡蛋的蛋清加少量水搅匀倒入银耳锅中，再加入溶化成汁的冰糖，熬煮成羹。每日喝 2 次，连续喝 5 天。

### 2.3.3　小儿推拿

咳嗽的推拿以疏散外邪、调理肺气、缓解咳嗽为主，同时还需要根据咳嗽的原因，配合其他手法操作。推拿治疗可每日一次，5 日为一疗程。如果咳嗽没有减轻，家长需要带孩子去医院进一步的检查和治疗。

（1）如果孩子是外感咳嗽，家长可以选择开天门、推坎宫、揉太阳、揉耳后高骨、清肺经、运内八卦、揉掌小横纹各 1 分钟，揉膻中，揉乳旁、乳根，分推膻中，揉肺俞，分推肺俞各 1 分钟，按弦走搓摩 10 遍、拍上背部 30 次。

选择理由：开天门、推坎宫、揉太阳、揉耳后高骨，能疏散表邪；清肺经、运内八卦、推揉膻中、揉乳旁、揉乳根、揉肺俞、分推肺俞、揉掌小横纹、摩胁肋、拍上背部，有助于肺气顺畅，化痰止咳。

风寒表现则加推三关、揉一窝风各 1 分钟，掐揉二扇门、拿风池 5 次来促进发汗，驱散寒邪，揉迎香、黄蜂入洞各 1 分钟以缓解鼻塞。风热表现则将揉太阳改为推太阳 1 分钟，加清天河水 1 分钟加强清热的作用。如果痰多则加上揉丰隆 1 分钟以帮助化痰。

（2）如果孩子是痰湿咳嗽，家长需要选择补脾经 2 分钟，补肺经、运内八卦、揉膻中、揉乳旁乳根、分推膻中、揉肺俞、分推肺俞、揉脾俞、按揉足三里、揉丰隆各 1 分钟。

选择理由：补脾经、揉脾俞、按揉足三里，有助于补益脾胃，促进消化，祛除痰湿；补肺经、揉肺俞，以补益肺气，化痰止咳；推揉膻中、揉乳旁、揉乳根、运内八卦、分推肺俞、揉丰隆，能帮助调理气机，缓解胸闷，化痰止咳。

（3）如果孩子是肺虚咳嗽，家长需要选择补脾经、补肺经各 2 分钟，补肾经、运内八卦、揉膻中、揉乳旁乳根、擦、按揉肺俞各 1 分钟，揉足三里 2 分钟。揉膻中、擦肺俞，以适热为度。

选择理由：补肺经、补肾经、揉肺俞，有助于肺肾功能的提高而达到止咳的目的；补脾经、揉足三里，有助于补益脾胃，帮助化痰除湿，有助于咳嗽的缓解；运内八卦、推揉膻中、揉乳旁乳根、分推肺俞，有助于调理气机，缓解胸闷，化痰止咳。

如果孩子有阴虚表现，加揉二人上马 2 分钟；气虚明显的，可加揉脾俞 1 分钟，捏脊 4 遍。

### 2.3.4　经络刮痧

家长可以选择廉泉、天突、膻中、肺俞、风门、定喘等穴位进行刺激。首先用面刮法刮拭孩子颈部的廉泉穴、天突穴，各刮 5 ～ 7 次；然后用面刮法由天突穴向下刮至膻中穴，反复刮 6 ～ 8 次；最后用面刮法由定喘穴向下刮至肺俞穴，反复刮 6 ～ 8 次。

| 咳嗽穴位速查 | |
| --- | --- |
| 推拿穴位速查 | 天门、坎宫、太阳 74 页，耳后高骨 75 页，膻中、乳根乳旁 76 页 肺俞 78 页，脾俞 79 页，脾经 80 页，肺经 、肾经 81 页，掌小横纹 83 页，内八卦 84 页，足三里、丰隆 87 页 |
| 刮痧穴位速查 | 廉泉、天突 58 页，膻中 59 页，肺俞、风门、定喘 60 页 |

# 3 哮喘

这里的哮喘主要是指支气管哮喘，是儿童时期最常见的呼吸道慢性疾病之一。支气管哮喘是一种气道的慢性炎症，这种慢性炎症会导致气道的高反应性或者说导致气道非常敏感。所以，当接触多种刺激因素时，气道因为敏感而出现异常反应，导致气道出现阻塞，通过的气流就会明显减少，所以孩子会出现咳嗽、喘不过气、呼吸困难等症状，这些症状会反复发作，而且常常在晚上和（或）清晨发作或者加剧。多数哮喘的孩子经过治疗后可缓解，有的孩子随着体质的增强也能逐渐自行缓解。

哮喘有较强的遗传性，家长可能也注意到绝大多数哮喘孩子的亲人当中，都有哮喘（反复咳嗽、喘息）或其他过敏性疾病（过敏性鼻炎、特应性皮炎）的病史。而且，大多数哮喘孩子多为过敏的体质，曾有过敏性鼻炎和奶癣的问题，或者对经空气传播的过敏原（如螨虫、花粉、宠物、霉菌等），或某些食物（坚果、牛奶、花生、海鲜类等），或药物过敏等。气候变化、过度疲劳、情绪冲动等亦常常是哮喘的诱发因素。

孩子在哮喘急性发作时一般只能通过药物缓解病情，而在缓解期时，家长可以有选择性地进行家庭护养，增强孩子的体质，减少哮喘发作的次数和程度。

##  3.1 中医如何理解哮喘

孩子哮喘的发生常常是由于先天体质较弱，尤其是肺、脾、肾三脏功能不足，导致体内有痰饮，如果再遇上气候的突变或者接触容易引起过敏的物质，就容易触动体内伏痰阻塞气道而发生。

肺气不足，人体抵抗外邪的能力就会下降，外邪就很容易侵犯人体，导致肺气上逆；脾气不足，人体的消化吸收功能就会异常，则体内容易聚湿生痰；肾气不足，使得水湿不能温化，而更容易停聚，则积久成痰。因此，肺、脾、肾三脏的不足，导致体内津液的吸收、布散失常，水湿容易停聚而生痰，痰饮伏于体内。一旦气候的突然变化，使得风寒之邪侵袭人体，或接触了花粉、油漆、绒毛、尘埃、煤气等，刺激气道，引动了伏痰，阻塞气道，便形成了哮喘。

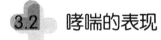 **3.2 哮喘的表现**

　　一般哮喘可以大致分为发作期和缓解期。婴幼儿常常是在呼吸道病毒感染（如感冒）后，逐渐发生哮喘的；而年龄大一些的孩子多在接触一些引起过敏的气味、食物、花粉等过敏原后而发生哮喘，发作突然而快速。在哮喘发作前，有些家长可能还会发现孩子因为鼻子痒而去揉擦鼻子，咽喉痒而常常发出清喉咙的声音，或者还会出现频繁打喷嚏，甚至有呼吸不通畅而开始抬肩或张口呼吸等先兆症状。哮喘发作时，孩子会出现呼吸加快、呼吸困难、喉咙里有痰堆积，而且随着呼吸卡拉卡拉地响，甚至有吹哨子一样的声音。孩子因为呼吸困难会烦躁，大量出汗，甚至还出现嘴唇变紫、指甲发青的缺氧表现。这样的症状有时仅仅持续几分钟，有的会持续数小时。当哮喘的急性发作结束了，主要的表现消失了，这时就可以称为哮喘的缓解期了。哮喘的孩子多体质较弱，面色偏苍白或有些发黄，平日比较容易感冒，很容易出汗，食欲较差，或有大便稀的表现，舌色偏淡，苔白。

 **3.3 哮喘的家庭养护指导**

### 3.3.1　一般护理指导

　　家长帮助孩子积极预防哮喘是最重要的。正如前面提到的，哮喘多由于感冒或接触引起过敏的东西（过敏原）而诱发，所以家长应配合医生积极寻找诱发孩子哮喘发作的各种因素，并努力做到预防感冒，避免与过敏原接触。对于难以避免的过敏原可以尝试脱敏疗法（具体可咨询相关医生）。简单地说，就是将已经确认或怀疑的主要抗原性物质，制成一定浓度的浸出液，从小量开始注射到体内，以后逐渐加量，通过反复给孩子注射，促使孩子能逐渐耐受这类物质，而减少过敏的表现甚至不再过敏。家长需要特别注意室内环境的清洁，最好不要养狗、猫等宠物，不要使用地毯或容易积尘的呢绒制品，避免使用香水、熏香、蚊香等带有特殊气味的物品。房间内需经常通风，使室内空气流通，尽量避免长时间使用空调，空调的过滤网需要常常清洗。家里的衣物、被褥、枕头，尤其是孩子的，需要勤洗、勤换、勤晒。孩子的枕头最好半年更换一次。

在哮喘的缓解期，家长应该鼓励孩子积极锻炼，增强体质。而家长若能做到陪着孩子锻炼，给孩子做锻炼的榜样，常常能对孩子的锻炼起到很好地促进作用。但患哮喘的孩子常常耐力较差，所以家长应该帮助孩子选择一些不太剧烈的活动，如游泳、慢跑或打羽毛球等，而短跑、篮球、足球等带有激烈竞争或对抗性较大的运动则不太适合哮喘的孩子。另外，由于这类孩子很容易出汗，家长特别需要注意在孩子运动出汗后及时保暖，或及时擦拭和更换衣服。带着孩子出去玩时，可以给孩子多准备两条小汗巾，在孩子后背垫上，可以帮助吸汗，一旦汗湿了就可以马上换掉，这样可以很有效地防止汗液把衣服浸湿后吹风着凉。运动是必须的，但也要避免运动过度，因为剧烈或不恰当的运动也会诱发哮喘。另外，提醒家长注意的是，大笑或者大哭大闹也经常会诱发哮喘，所以家长平时应该注意教育孩子，做到不好强、不过激、不任性、不乱发脾气，这样孩子的情绪常常能保持较为平和的状态。而家长一味地迁就和忍让反而会助长孩子的脾气，对于哮喘的控制和孩子的成长其实是不利的。

哮喘发作的期间，应以药物治疗为主，吸入治疗是目前哮喘治疗的最好方法。

有哮喘的孩子不管是在哮喘发作时还是缓解期间，都应该避免容易引起过敏的食物，如海产品、牛奶、鸡蛋、坚果类的食品等。饮食需要清淡易消化，鼓励孩子多喝水。家长应该控制孩子高脂食物的摄入量，多吃新鲜蔬菜和水果补充维生素和矿物质，其中如百合、丝瓜、竹笋、萝卜、莲藕、梨等食物有助于祛痰止咳、健脾养肺。孩子应尽量不吃或少吃生冷、辛辣、咸酸、肥甘等容易损伤脾胃、生痰湿的食物。

### 3.3.2 药膳推荐

在孩子的哮喘缓解期间，家长可以制作一些具有补肺、健脾、益肾的药膳，帮助孩子增强体质、扶助正气。

（1）萝卜健运膏

选用白萝卜 1000 g，茯苓、半夏、陈皮、白术各 10 g，白糖适量。将白萝卜洗净，刮成细丝状，与茯苓、半夏、陈皮、白术一同放入锅中，加水煎煮半小时，把汤汁倒出，让汤汁在小火中煎熬至汤浓稠时，再加入白糖，等到汤汁熬成膏状，把汤放凉后，用密封的器皿盛好，放入冰箱里，备用。每次 1 ～ 2 汤匙，每日 3 次。

（2）灵芝粥

选用灵芝、核桃仁各 10 g，粳米 50 g，精盐少许。灵芝洗干净后切成 3 块，然后把粳米洗净。将砂锅放于炉火上，加入清水 1000 ml，然后放入粳米、灵芝和核桃仁，水烧开后，用小火煮成稀粥，放入适量精盐调味。每周熬煮一次，可在一天内分次食用。

### 3.3.3　小儿推拿

在孩子哮喘急性发作时，推拿作用不明显。但在哮喘缓解期，推拿有助于调理孩子的体质，且效果比较好。但调理是一个长期的过程，效果并非短期能看到，所以家长需要持之以恒，不能半途而废。缓解期的推拿主要是补肾健脾，养肺化痰。推拿保健可每日一次，5 日为一疗程，尤其在三伏天坚持推拿 1 ～ 2 个夏季，效果更明显。

家长可以选择补脾经、补肺经、补肾经、揉板门、运内八卦各 1 分钟，揉膻中、顺时针摩腹各 2 分钟，揉足三里、揉丰隆各 1 分钟，搓摩胁肋 10 遍，捏脊 4 遍。

选择理由：补脾经、揉板门、运内八卦、顺时针摩腹、搓摩胁肋、揉足三里、揉丰隆能帮助健脾顺气化痰，补肺经、补肾经、捏脊补益先天不足而扶正。

### 3.3.4　经络刮痧

家长可以选择脊柱两侧的膀胱经及尺泽、太渊等穴位进行刺激。首先用面刮法刮拭脊背部两侧膀胱经第 1 侧线（即旁开 1.5 寸的位置）刮 3 ～ 5 次；然后用面刮法从上而下从尺泽穴刮至太渊穴，反复刮 6 ～ 8 次。

| 哮喘穴位速查 | |
| --- | --- |
| 推拿穴位速查 | 膻中 76 页，腹 77 页，脊柱 79 页，脾经 80 页　肺经、肾经 81 页，板门 83 页，　内八卦 84 页，足三里、丰隆 87 页 |
| 刮痧穴位速查 | 尺泽、太渊参见 48 页（手太阴肺经），膀胱经 53 页 |

# 4 厌食

厌食是指孩子在较长的一段时间内食欲不好甚至没有食欲，多见于1～6岁的孩子。厌食的孩子一般除了食欲不好以外，没有其他明显的问题。但是如果孩子的食欲长期不好，则会导致孩子摄入营养过少，而影响到孩子正常的生长发育。

厌食的孩子常常有消化功能的紊乱，有的还可能伴有呕吐、拉肚子、便秘、腹胀、腹痛等不舒服的表现。虽然厌食也可能出现在孩子的消化道或是其他系统存在问题时，但是，大多数孩子的厌食都是由于胃肠的功能暂时紊乱或是不良的饮食习惯导致的，有些还可能与孩子的心理因素有关。所以，家长若发现孩子有厌食问题时，一定需要先思考一下，孩子的饮食习惯好不好？最近，孩子学习或其他方面的压力大不大？一旦发现问题，及时加以调整，孩子消化功能的恢复也会比较快。当然，孩子的食量有时变化较大，还会有一定程度的偏食，家长要注意仔细区分。

## 4.1  中医如何理解厌食

厌食常见的原因之一，是家长喂养孩子的方式不当。例如，给孩子烹饪的饮食过于滋补，超过了孩子脾胃的消化能力；或者由于家长过于溺爱，常常给予孩子过多的零食，损伤了孩子的脾胃；或者孩子有偏食的习惯，或者暴饮暴食而家长并没有适时地加以纠正或干预等等，这些均可能会损伤孩子的脾胃，使脾胃的消化能力受到影响，而出现厌食。当然，如果孩子体质较弱，脾胃的消化吸收能力较差，所摄入的食物稍有不适就容易导致脾胃消化功能紊乱，而出现厌食。孩子在患病期间，也常常由于药物对脾胃的影响或是疾病本身对脾胃的损伤等而出现厌食。

## 4.2 厌食的各型表现

孩子如果是由于脾胃功能暂时紊乱导致的厌食，常表现为食欲不好，甚至讨厌吃饭，若家长强迫进食的话，常常出现恶心甚至呕吐，或者出现腹胀，一般孩子的形体一般正常或稍稍偏瘦，精神比较好，舌色、舌苔和指纹没有太大的变化。如果厌食是由于脾胃气虚所致，孩子不但食欲较差，可能面色会偏黄，没有光泽，精力比一般孩子要差，容易感觉累，或者大便中常常带有不消化的食物残渣等，孩子的舌色可能偏淡，苔薄白，指纹色偏淡。如果厌食是由于胃内阴液不足所致，孩子会在食欲不好的同时，还出现口干，喜欢饮水，皮肤比较干燥，容易便秘，小便少，舌色红，舌面上干燥或舌苔少，甚至有剥脱，指纹淡紫等。

## 4.3 厌食的家庭养护指导

### 4.3.1 一般护理指导

家长应积极寻找孩子厌食的原因，有必要的话可以带孩子到医院做相关检查，排除一些会导致厌食的慢性问题，如缺锌、胃炎等。一旦发现有这类问题，应配合用药给予治疗，厌食也能随之缓解。如果孩子的饮食习惯不佳，家长应该帮助孩子建立良好的饮食习惯。定时进餐，饭前不吃零食和糖果，不挑食、不偏食，少食生冷、肥甘厚味的食物。孩子在饭前、饭后不要大量饮水或喝饮料。孩子的一日三餐要合理搭配，荤、素比例恰当，注意食物的色香味形，刺激孩子的食欲。适量补充富含锌的食物如牡蛎、虾皮、紫菜、鱼粉、芝麻、花生、猪肝、豆类等，促进孩子的食欲。家长可以在烹调食物时，可以适当地将食材切细煮烂，有利于孩子的消化和吸收。

鼓励孩子进行体育锻炼。另一方面，家长切勿在孩子进食时训斥或打骂他们，要给孩子营造良好的进食环境，增强孩子的食欲。如果孩子有心理上的压力，家长应及时疏导，甚至可以求助于心理医生。

### 4.3.2 药膳推荐

如果孩子是暂时的脾胃消化不好，家长只需烹饪一些清淡易消化的食物给孩子吃，让孩子的脾胃功能逐渐恢复。而如果孩子是脾胃虚弱或有胃内阴液不足的问题时，家长可以制作一些帮助补益脾胃、滋补阴液、促进消化的药膳，有助于孩子厌食的缓解。

**（一）如果孩子脾胃虚弱**

（1）扁豆益胃饮

选用炒扁豆 10 g，党参、玉竹、山楂各 6 g，乌梅 3 g，白糖适量。将以上的材料加水一起煮，直到扁豆已经煮熟时，把汤汁倒出，加入白糖即可饮用。可把汤汁当水饮用，每天煎煮 1 次，连续饮用 1 周。

（2）益脾饼

选用炒白术 30 g，鸡内金 15 g，红枣 200 g，干姜 6 g，面粉 500 g，菜油、盐适量。将炒白术、干姜加适量水一起煮，大火煮开后，再用小火炖 20 分钟，将汤汁倒出 200 ml，再将红枣煮熟，把枣子捞出来去枣皮、枣核后压出枣泥。将鸡内金磨成细粉，与面粉、盐和匀，然后再加入枣泥，倒入熬出的汤汁揉成面团，放在锅内烙成饼，即可食用。做好的饼每天在正餐时适当食用或者作为点心，连吃 4 周。

**（二）如果孩子胃阴不足**

（1）沙参炖肉

选用北沙参、玉竹、百合、干山药各 15 g，瘦猪肉 50 g。将猪肉洗净、切块，把药材用纱布袋包好，和猪肉加水炖熟，加入适量的食盐调味，饮汤食肉，连吃 1 周。

（2）石斛甘蔗饮

选用鲜石斛 12 g，北沙参 15 g，玉竹 9 g，麦冬 12 g，干山药 10 g，甘蔗汁 250 g。将前五味材料加适量水同煮，煮开后，再用小火炖 20 分钟，取汤汁 200 ml，合甘蔗汁搅匀。每次少量饮用，连喝 1 周。

### 4.3.3 小儿推拿

厌食的推拿主要是健运脾胃，促进消化。推拿可每日操作一次，5 日为一疗程。

（1）如果孩子是脾胃不和导致的消化功能紊乱，家长可以选择补脾经 2 分钟，补胃经、揉板门、运内八卦各 1 分钟，掐揉四横纹 5 遍，按揉足三里 1 分钟，顺时针摩腹 2 分钟。

选择理由：补脾经、补胃经、按揉足三里以补益脾胃，运内八卦、揉板门、掐揉四横纹、顺时针摩腹以顺气运脾。

（2）如果孩子是脾胃气虚，家长可以选择补脾经 2 分钟，补胃经、运内八卦、揉外劳宫、推三关各 1 分钟，分推腹阴阳 2 分钟，揉中脘、揉脾俞、揉胃俞、揉足三里、揉脐各 1 分钟，捏脊 4 遍。

选择理由：补脾经、补胃经、揉脾俞、揉胃俞、揉足三里、捏脊可以补益脾胃，揉外劳宫、推三关可温补脾胃，运内八卦、分推腹阴阳、揉中脘、揉脐帮助理气运脾。

（3）如果孩子是胃阴不足，家长可以选择补脾经、揉二人上马各 2 分钟，补胃经、揉板门、揉内劳宫、运内八卦、清天河水、揉脾俞、揉胃俞各 1 分钟，捏脊 5 遍。如孩子便秘明显，则可加清大肠、顺时针摩腹、推下七节骨、揉龟尾各 1 分钟。

选择理由：补脾经、补胃经、揉脾俞、揉胃俞、捏脊以补益脾胃，揉二人上马以滋阴，揉板门、运内八卦以理气和胃，运内劳宫、清天河水帮助清除因为阴虚导致的虚火。

### 4.3.4 经络刮痧

家长可以选择四缝、足三里、公孙等穴位进行刺激。首先用垂直按揉法刮拭双手的四缝穴，各刮按 6 ～ 8 次；用平面按揉法刮按小腿外侧面的足三里穴和足背的公孙穴，各 6 ～ 8 次。

| 厌食穴位速查 | |
|---|---|
| 推拿穴位速查 | 中脘 76 页，腹（腹阴阳）、脐 77 页，脾俞、胃俞、脊柱 79 页，七节骨、脾经、龟尾 80 页，大肠 81 页，胃经、四横纹 82 页，板门、内劳宫 83 页，内八卦 84 页，外劳宫、二人上马 85 页，三关、天河水 86 页，足三里 87 页 |
| 刮痧穴位速查 | 四缝（即四横纹 82 页），足三里 65 页，公孙 64 页 |

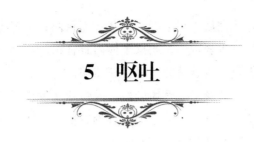

# 5 呕吐

呕吐指胃里的内容物返入食管，再经口吐出的一种反射动作，是孩子消化系统问题当中最常出现的一种病症表现，各个年龄段、各个季节都可能出现，尤其以婴幼儿及夏季更多见。无论是感受了外来的邪气，还是由于喂养不当被乳食所伤，或是其他脏腑的问题均可能影响到胃的功能，使胃气上逆，发生呕吐。家长需要注意的是，呕吐可能是暂时的胃的功能失调，但也可能是一些急性传染病、急腹症、脑部疾患的先兆表现。孩子呕吐严重时，应尽快就医，避免延误病情。

 ## 5.1　中医如何理解呕吐

胃的功能主要是接受和容纳摄入的食物，并对食物进行初步的消化。然后，食物再由脾进一步地消化吸收而营养全身。胃气以降为正常，各种原因导致胃气不降反而上升，则会使胃内食物随逆气上出，发生呕吐。其中，因为感受外邪所致的呕吐中，寒邪致病居多；由于孩子暴饮暴食，或是吃了不干净或难以消化的食物，都可能损伤脾胃，导致食物不能消化而停滞在胃内，胃气不能正常下降，故而上逆，发生呕吐；如果孩子心情不好，学习压力较大，会导致肝气不舒畅，从而侵犯到胃，胃气不能下降，发生呕吐；另外，如果孩子在患病后身体较虚弱，脾胃受损，食物不能正常消化而停积在胃中，也会导致胃气不降而出现呕吐。所以，呕吐常常是孩子出现积滞、泄泻、感冒、发热等病症中的一个表现。

 ## 5.2　呕吐的不同表现

如果孩子的呕吐物清稀，同时还有发热、怕冷、流鼻涕等感冒的症状，则多可能是外邪犯胃导致的呕吐。如孩子的呕吐物中含有酸臭的乳块或者是不消化的食物，呕吐的量较多，吐完后觉得会舒服一些，而且还有不想吃东西、口臭、腹胀、大便秘结或泻下酸臭等表现，说明孩子体内有食积，这种呕吐多属于食积呕吐。若孩子的呕吐物很臭，进食就吐，而且还口渴，老想喝水，面色红，口唇也红等，多属于胃热呕吐。若孩子的体质较弱，或呕吐病程长，常常在傍晚和夜间吐出早晨或上午的饮食，或呕吐物为不消化食物或痰水，清稀不臭，属于虚寒呕吐。若孩子因情绪变化而呕吐加重，呕吐酸水，并伴有打嗝，胸胁胀痛，烦躁，咽干，口苦，属于肝气不和导致的呕吐。

## 5.3 呕吐的家庭养护指导

### 5.3.1 一般护理指导

孩子呕吐后，家长不要急于给孩子进食，以减少对孩子胃肠的刺激。呕吐较轻者，可进食易消化的流质食物，少量多次；呕吐严重者，则需暂时禁食。在呕吐期间，家长可以鼓励孩子喝一些果汁，如苹果汁橙汁等，对电解质紊乱有一定的预防作用。等到孩子的呕吐有所缓解时，可以给孩子吃一些清淡少油、稀软、易消化的食物，如米粥、面汤、面片、软饭等。这期间孩子应尽量避免吃辛辣、油腻的食物以及奶制品等。

孩子的饮食一定要做到清洁卫生，教育孩子不要吃生冷的食物，不要暴饮暴食，荤素搭配恰当。

孩子呕吐严重时，家长要密切关注，防止呕吐物呛入气管，发生窒息，尤其是婴儿。家长应该在孩子呕吐时，将孩子抱起来或让孩子坐起来，头向前倾，使呕吐物能尽快吐出来而不会呛入气管；同时呕吐严重的孩子应该及时就医。

### 5.3.2 药膳推荐

如果孩子呕吐比较厉害，家长可以暂时不给孩子任何饮食，待呕吐有所减轻时再考虑制作一些药膳，以帮助促进胃气的下降，并促进食物的消化。

**（一）如果孩子是由于消化不好导致的呕吐**

（1）蜜饯萝卜

选用鲜白萝卜100 g，蜂蜜10 g。将鲜白萝卜洗净，切成丁，放入沸水中，水煮开后把萝卜捞出来，把水沥干，晾晒半日，再放入锅中，加蜂蜜10 g，小火闷煮，可用锅勺来回拨弄萝卜，使蜜汁沾满萝卜块表面，等到煮沸后再将萝卜透凉，装入密封罐中，放在冰箱里备用。可以让孩子在中餐、晚餐后服用 1～2 勺，连吃 3 天。

（2）麦芽山楂饮

选用麦芽、山楂各 10 g，红糖适量。先将麦芽、山楂炒香，然后加适量的水一起煮 20 分钟，把汤汁倒出，加入适量的红糖，待红糖完全溶解即可。每天三餐饭后饮用，连饮 5 天。

**（二）如果孩子是胃热呕吐**

（1）加味枇杷叶粥

选用干枇杷叶 10 g，粳米 50 g，鲜芦根 30 g，冰糖少许。将枇杷叶用布包起来，然后与鲜芦根一起煮，把汤汁倒出来，放到洗净的粳米中一起熬煮成粥。然后放入适量的冰糖，再煮片刻待冰糖完全融化即可。熬好的粥可以分 2 次喝，连喝 3 天。

（2）生芦根粥

选用生芦根 15 g，粳米 50 g。加水煮芦根 20 分钟，将芦根水倒出来，加到洗净的粳米中一起熬煮成粥。熬好的粥可以分 2 次给孩子喝，连喝 3 天。

**（三）如果孩子是由于感受寒邪导致的呕吐**

（1）高良姜粥

选用高良姜 10 g，粳米 50 g。加水煎煮高良姜 20 分钟，将煎好的水倒出，加到洗净的粳米中一起熬煮成粥。每天分 2 次、空腹时喝，连喝 3 天。

（2）陈皮红枣汤

选用陈皮 5 g，红枣 5 枚，苏叶 3 g。把三味材料放入锅内，加适量的水一起煎煮 20 分钟，将汤汁倒出饮用即可。把汤汁当水喝，连喝 3 天。

**（四）如果孩子是由于情绪的因素呕吐**

如果是因为情绪因素或是压力过大导致肝气不舒所引起的呕吐，家长除了需要给孩子及时适当的心理疏导，还可以熬一些佛手姜汤。

佛手姜汤

选用佛手 10 g，生姜 2 片，白砂糖适量。加水煎煮佛手和生姜 15 分钟，倒出汤汁，调入适量白砂糖，趁温热时饮用。把汤汁当水喝，连喝 3 天。

### 5.3.3  小儿推拿

呕吐的推拿主要是调理胃气，缓解呕吐为主。为加强止吐作用，手法操作时可以使用生姜汁（将生姜剁碎后挤压出姜汁）作为推拿介质。推拿操作每日一次，严重者可一日 2 次，3 日为一个疗程。

（1）如果孩子是由于饮食积滞导致的呕吐，家长可以选择补脾经、揉板门、顺运内八卦、分推腹阴阳、揉足三里、推天柱骨各 1 分钟，掐揉四横纹 10 次、按弦走搓摩 30 次。

选择理由：补脾经、揉板门、顺运内八卦、掐揉四横纹、揉足三里，能健脾和胃，帮助食物的消化；推天柱骨能降胃气止呕，分推腹阴阳、按弦走搓摩能降胃气，促进消化，缓解食滞。

家长如果想要通过推拿来缓解除呕吐以外的症状，如便秘等等，家长可以参照本书相关的内容选择手法和穴位进行操作。

（2）如果孩子是由于胃内有寒，影响胃气的正常下降而导致的呕吐，家长可以选择补脾经、揉足三里各 2 分钟，揉外劳宫、推三关、下推中脘、分推腹阴阳、推天柱骨、揉脾俞、胃俞各 1 分钟，按弦走搓摩 30 次。

选择理由：补脾经、分推腹阴阳、揉脾俞、胃俞、揉足三里有助于调理脾胃，揉外劳宫、推三关有助于温中散寒，推中脘、推天柱骨、按弦走搓摩能降胃气、止呕。

（3）如果孩子是由于胃内有热，影响胃气的正常下降而导致的呕吐，家长可以选择补脾经、清胃经各 5 分钟，清天河水 2 分钟，推涌泉 1 分钟，按揉足三里 2 分钟。

选择理由：补脾经、按揉足三里以健脾，清胃经、清天河水、退胃热；推涌泉以引火下行，以达清热的目的。

（4）如果孩子是由于情绪或压力问题引起的呕吐，家长可以选择补脾经、清肝经、揉板门、顺运内八卦、按揉足三里各 1 分钟，按弦走搓摩 30 次。

选择理由：清肝经、按弦走搓摩、顺运内八卦帮助疏肝理气，补脾经、揉板门、按揉足三里帮助和胃止呕。

### 5.3.4 经络刮痧

家长可以选择天突、中脘、内关、足三里、公孙等穴位进行刺激。首先用面刮法从天突穴向下刮至中脘穴，共刮 6 ～ 8 次；用面刮法从上而下刮拭前臂内面的内关穴，刮 8 ～ 10 次；用平面按揉法刮拭膝关节下方的足三里穴，刮按 8 ～ 10 次；用平面按揉法刮拭足内侧面的公孙穴，刮按 8 ～ 10 次。

| 呕吐穴位速查 | |
| --- | --- |
| 推拿穴位速查 | 天柱骨、中脘 76 页，腹阴阳 77 页，脾俞、胃俞 79 页，脾经 80 页，肝经 81 页，胃经、四横纹 82 页，板门 83 页，内八卦 84 页，外劳宫 85 页，三关、天河水 86 页，足三里 87 页，涌泉 88 页 |
| 刮痧穴位速查 | 天突 58 页，中脘 59 页，内关、公孙 64 页，足三里 65 页 |

# 6 腹痛

腹痛是孩子常见的问题，通常指在肋骨以下到腹股沟以上部位的疼痛。腹痛可出现在脐周部位、小腹一侧，或两侧或是脐下腹部正中。腹痛可发生在任何年龄、任何季节，许多内科、外科疾病过程中都会出现腹痛。而这里的腹痛是指功能性腹痛，不包括急腹症所致的腹痛，如有紧急情况，请及时去医院就诊。

 ## 6.1　中医如何理解腹痛

腹痛的发病原因较为复杂，以感受寒邪、饮食积滞、胃肠积热多见。孩子本就属脾胃虚弱，若感受风寒，气机不畅，则气滞而痛；如孩子饮食不当，暴饮暴食，或吃了不消化的食物等，损伤了脾胃，引起饮食的停滞，腑气不通而为腹痛；如孩子胃肠有热，热结于肠道导致大便排出不畅，也会引起腹痛；另外，由于情绪不佳，肝气郁结，导致气机壅塞不通，也会发生腹痛。

 ## 6.2　腹痛的不同表现

如果孩子出现腹痛，疼痛像肚子抽筋一样，面色苍白，四肢冰冷，腹痛遇寒加重，而热敷后疼痛能减轻，多属于中寒腹痛。如果孩子有被饮食所伤的经历，出现腹部胀痛、反酸、打嗝，大便后腹痛减轻，甚至伴有呕吐等症状，多属于食积腹痛。若孩子肠道内热较盛，出现腹部胀痛，不能触碰，大便不畅，身热，口渴等症状，多属于热结腹痛。需要提醒的是，如果孩子吃了不干净的食物，虫卵随着食物进入肠道内也会导致腹痛。虫积腹痛多为肚脐周围疼痛，甚至家长能按到孩子的腹部有条索状或块状物，孩子可能还有睡觉磨牙、脸上有虫斑等表现。

## 6.3 腹痛的家庭养护指导

### 6.3.1 一般护理指导

孩子腹痛时，家长首先应该观察孩子除了腹痛之外，还有什么其他症状。有许多疾病诸如肠套叠、急腹症、腹膜炎等，如果不及时就医就会发生危险。所以，孩子如果出现高热、剧烈呕吐、腹部剧痛、腹泻等症状，应立刻去医院，明确诊断并及时治疗。而如果家长怀疑孩子肚子里有虫，切勿自行服用驱虫药，建议到医院观察大便中有无虫卵，在医生指导下服用驱虫药。由于受寒导致的腹痛，家长要注意给孩子保暖，尤其是腹部要注意保暖，睡觉时要盖好肚子，避免着凉。食积腹痛的孩子则需要注意饮食清淡，肠胃有热的孩子平日要多吃蔬菜和水果，少吃煎油炸的食物及快餐食品，鼓励孩子多喝水。

### 6.3.2 药膳推荐

家长可以给孩子制作一些具有温中祛寒、消食顺气的汤粥药膳，帮助缓解腹痛。

**（一）如果孩子是由于腹中受寒引起的腹痛**

（1）丁香肉桂红糖煎

选用丁香 1.5 g，肉桂 1 g，红糖适量。先用温水浸泡丁香、肉桂，用大火把水煮开，再用小火煮 20 分钟，然后把汤汁倒出，加入适量的红糖，每天喝 3 次，每次 10 ml，汤汁需要加热，趁着温热喝，疼痛消失后就不需要再喝了。

（2）五香肚粥

选用猪肚一具，粳米 50 g，丁香、肉桂、茴香各 3 g。将丁香、肉桂、茴香装入纱布袋中，将袋口扎紧，与猪肚、葱、姜等调料一起煮，用小火炖至烂。将粳米洗净，先加少量的水熬煮至浓稠的粥后，把猪肚弄烂与汤汁兑入粥中，再熬20 分钟。让孩子少量分次喝，每次喝粥前需要将粥加热，趁着温热喝，直到腹痛消失。

**（二）如果孩子是由于消化不好，饮食积滞导致的腹痛**

（1）三消饮

选用炒麦芽、炒谷芽、焦山楂各 10 g，白糖适量。将炒麦芽、炒谷芽、焦山楂放入水中一起煎煮，水沸后再煮 15 分钟，倒出汤汁，调入适量白糖。每天喝 3 次，连喝 5 天。

（2）鸡内金消食方

选用鸡内金 10 g，白糖适量。将鸡内金焙干研成细末，在细末中放入适量的白糖。每天分 3 次吃，吞服或嚼着吃，连续吃 5 天。

### （三）如果孩子是由于胃肠有热导致的腹痛

蜜糖银花饮

选用金银花 15 g，蜂蜜 20 g。先将金银花放入水中煎煮，然后去渣放凉，再慢慢加入蜂蜜，待蜂蜜溶化后饮用。让孩子当开水饮用，如果大便排出后可再喝 1 ～ 2 天。

#### 6.3.3　小儿推拿

腹痛的小儿推拿主要是顺气止痛为主。推拿可每天操作一次，重者可一日 2 次，3 日为一疗程。

（1）如果孩子是由于感受寒邪导致腹痛，家长可以选择：补脾经、揉外劳宫、推三关、揉足三里各 1 分钟，顺时针摩腹 2 分钟，掐揉一窝风 50 次，拿肚角 3 ～ 5 次。

选择理由：补脾经、揉足三里、顺时针摩腹能够帮助调理脾胃气机，揉外劳宫、推三关有温中散寒的作用，掐揉一窝风、拿肚角有止腹痛的效果。

（2）如果孩子是由于食积导致的腹痛，家长可以选择：补脾经、揉板门、顺运内八卦、揉中脘、揉天枢、揉足三里各 1 分钟，顺时针摩腹 2 分钟，拿肚角 3 ～ 5 次。

选择理由：补脾经、揉板门、顺运内八卦、揉中脘、揉天枢、顺时针摩腹、揉足三里能帮助健补脾胃，促进消化，排出积滞，拿肚角止腹痛的效果较好。

（3）如果孩子是由于肠胃热结导致的腹痛，家长可以选择：清胃经、清大肠、揉板门、顺运内八卦各 1 分钟，顺时针摩腹、推下七节骨、揉龟尾各 2 分钟，按弦走搓摩 30 次。

选择理由：清胃经、清大肠、顺时针摩腹、推下七节骨、揉龟尾具有清热润肠通便的作用，揉板门、顺运内八卦、按弦走搓摩有助于理气止痛。

#### 6.3.4　经络刮痧

家长可以选择中脘、天枢、关元、肾俞、大肠俞、梁丘等穴位进行刺激。首先用面刮法刮拭腹部的中脘穴、天枢穴和关元穴，各 6 ～ 8 次；再用面刮法从上而下刮拭肾俞穴至大肠俞穴，各 6 ～ 8 次；最后用面刮法刮拭腿部的梁丘穴 8 ～ 10 次。

| 腹痛穴位速查 | |
| --- | --- |
| 推拿穴位速查 | 中脘 76 页，腹、天枢 77 页，肚角 78 页，七节骨、龟尾 80 页，大肠 81 页，胃经 82 页，板门 83 页，内八卦 84 页，外劳宫、一窝风 85 页，三关 86 页，足三里 87 页 |
| 刮痧穴位速查 | 梁丘（伸展膝盖用力时，筋肉凸出处的凹洼；从膝盖骨外侧端，约三个手指的上方）参见 52 页足阳明胃经，中脘、天枢、关元 59 页，肾俞、大肠俞 62 页 |

117

# 7 泄泻

泄泻是指排便次数增多，大便稀甚至是水样大便，这是孩子最常见的病症之一。夏季和秋季发生的几率更高。泄泻多见于 2 岁以下的婴幼儿，年龄越小，发病率越高。泄泻程度较轻的话，治疗得当，通常会很快痊愈；泄泻严重时，容易导致孩子出现脱水和电解质紊乱，所以家长需要特别注意给孩子补充水和电解质。而孩子泄泻一直不缓解的话，容易导致营养不良，影响生长发育。

## 7.1 中医如何理解泄泻

孩子泄泻多由于感受外邪、内伤乳食，导致脾胃功能紊乱，使得饮食不能正常消化和吸收，水谷混杂而下，发生泄泻；如果孩子长期喂养不当，或脾胃虚弱，体内水液不能正常散布和吸收，聚水成湿，下于肠道，也可发为泄泻。

## 7.2 泄泻的不同表现

由于饮食不当导致的伤食泄泻，常出现腹部胀疼，泄泻后疼痛减轻，大便酸臭，还常常夹有食物的残渣或乳块，孩子的食欲较差，常嗳气或打嗝，睡觉不踏实，舌苔厚腻或黄腻，指纹紫滞等。由于感受了风寒之邪导致的风寒泄泻，常出现大便稀，夹有泡沫，腹痛，肠子咕噜咕噜直响，或者还伴有感冒的症状，如怕冷、发热，流清鼻涕、咳嗽、咽喉痒等等。如果孩子泄泻来势汹汹，大便次数多，为黄褐色稀水或蛋花汤样，气味很臭，还伴有腹痛、发热、口渴、想喝水或精神差，舌红，苔黄腻，则多属于湿热泄泻。若孩子泄泻反复发作，常在进食后即大便，大便稀而不臭，常夹有不消化的食物，食欲差，面色发黄而没有光泽，形体较瘦，精神差，舌淡苔白，指纹淡，则属于脾虚泄泻。

# 7.3 泄泻的家庭养护指导

## 7.3.1 一般护理指导

孩子出现泄泻后，家长要注意给孩子补充水分，适当进食，密切观察病情。

孩子在腹泻的初期可能会有轻度脱水，孩子会出现口渴、唇干、尿黄、烦躁等，家长可给孩子饮用温开水，或糖盐水补液。孩子的饮食应遵循少食多餐的原则，每日至少给孩子进食4～6次，以稀粥、烂面条等易消化食物为宜。如果泄泻的孩子仍然是母乳喂养，则母亲的饮食需要特别注意，要少吃荤腥油腻的食物。孩子排便后，家长需用温水清洗臀部，用柔软清洁的棉布擦干净肛门，防止感染。如果孩子出现口干舌燥，眼泪较少，而且开始烦躁，囟门和眼窝也凹进去，多说明脱水较严重，家长需带小孩及时到医院治疗。

家长平时应注意孩子的饮食卫生，不吃变质的食物，饮食定量定时，不能暴饮暴食。母乳喂养的孩子尽量不要在夏季或生病时断奶。婴儿在添加辅食时，应遵循由少到多，由稀到稠的原则。平时多让孩子在户外活动，增强体质，孩子睡觉时应避免腹部受凉。家长应避免滥用抗生素，以免孩子的肠道菌群失调，导致泄泻难以缓解。

## 7.3.2 药膳推荐

孩子泄泻时，家长仍然需要鼓励孩子少量多餐的进食，期间可以做一些药膳，促进消化功能的恢复，缓解泄泻。

### （一）如果孩子是伤食泄泻

（1）山楂神曲汤

选用山楂和神曲各15 g。将山楂和神曲加水煎煮，待水煮开后再煮20分钟，把汤汁倒出饮用。让孩子把汤汁当水喝，少量多次饮用，直到泄泻消失。

（2）鸡内金脆饼

选用鸡内金20 g，面粉100 g，精盐3 g。将鸡内金放在文火上焙黄研成细末，与面粉、精盐一起加水和成面团，做成薄饼，用小火烤熟至脆食用。让孩子每天分3次吃，直到泄泻消失。

### （二）如果孩子是风寒泄泻

（1）姜茶饮

选用干姜丝3 g，红茶3 g。将干姜丝、红茶放入杯中，加入开水100 ml，加盖焖10分钟。让孩子当水频频饮用。

（2）花椒面

选用花椒 10 粒，醋 10 ml，白面条 30 g。将花椒放入醋中浸泡 1 天，将面条煮熟后加入花椒浸泡的醋，搅匀后给孩子食用。

**（三）如果孩子是湿热泄泻**

（1）加味竹叶粥

选用鲜竹叶 30 g，.葛根 15 g，扁豆 15 g，粳米 100 g。将竹叶、扁豆洗干净，同葛根一起放入水中煎煮 30 分钟后，倒出汤汁与粳米同煮成稀粥，加入少量白糖调味。给孩子在一天内分 2～3 次食用，直到大便逐渐成形。

（2）葛根粥

选用葛根粉 50 g，粳米 100 g。将粳米洗净熬煮成稀粥，趁热将葛根粉倒入稀粥中调匀成葛根粥。放凉后给孩子一天内分 3 次食用，直到大便成形。

**（四）如果孩子是脾虚泄泻**

（1）健脾消食糕

选用炒黄的锅巴 100 g，炒过的神曲、山楂、莲子肉各 12 g，炒过的砂仁 3 g，炒过的鸡内金 3 g，炒香的粳米适量，白糖 20 g。将上述材料研成细末，白糖加少量的水熬成浓汁，加入到细末当中和匀，用模具压紧压平后，切成方块，上笼屉蒸熟，给孩子一天内分次食用，家长可每周做 3 次。

（2）芡实山药糊

选用芡实、山药、糯米粉各 500 g，白糖 100 g。把芡实、山药一同晒干后，研成细粉，再加入糯米粉及白糖，搅和均匀。每次取 50 g 混合细粉，加入冷水调成稀糊状，再用小火加热煮熟即食。给孩子连续食用，7～10 天为一个疗程。

### 7.3.3　小儿推拿

泄泻的小儿推拿治疗以促进脾胃功能的恢复，促进水湿的化解和排出为主。推拿可每日操作一次，重者可一日 2 次，3 日为一疗程。

（1）如果孩子是由于感受风寒所导致的泄泻，家长可以选择补脾经、推三关、补大肠、揉外劳宫、揉脐各 1 分钟，逆时针摩腹 2 分钟推上七节骨、揉龟尾、按揉足三里各 2 分钟。

选择理由：推三关、揉外劳宫能温散寒邪，补脾经、揉脐、按揉足三里能健脾化湿，补大肠、揉脐、揉龟尾能促进止泻。

（2）如果孩子是湿热泄泻，家长可以选择清补脾经、清胃经、清大肠、清小肠各 1 分钟，退六腑、揉脐及天枢、顺时针摩腹揉龟尾各 2 分钟。

选择理由：清补脾经、清胃经能清除脾胃的湿热，清大肠、揉天枢、清小肠、退六腑能清除肠道的湿热，揉龟尾能止泻。

（3）如果孩子是饮食所伤导致的泄泻，家长可以选择补脾经、清大肠、揉板门、运内八卦、揉中脘，各 1 分钟，顺时针摩腹，揉龟尾各 2 分钟，揉脐及天枢 1 分钟，推下七节骨 1 分钟。

选择理由：补脾经、揉中脘、运内八卦、揉板门、摩腹能促进脾胃功能的恢复，消除积滞，清大肠、揉天枢、揉龟尾有助于导出食滞而止泻。

（4）如果孩子是脾胃虚弱导致的泄泻，家长可以选择补脾经、补大肠、推三关各 1 分钟，摩腹（逆时针）、揉脐、推上七节骨、揉龟尾各 1 分钟，捏脊 5 遍。

选择理由：补脾经、补大肠、捏脊有助于健脾益气，推三关、摩腹、揉脐、揉龟尾有助于温补脾胃而止泻。

### 7.3.4 经络刮痧

家长可以选择大肠俞、水分、天枢、足三里等穴位进行刺激。首先用面刮法刮拭腹部的大肠俞穴，刮 8～10 次；再用面刮部的水分穴和天枢穴，各 6～8 次；用平面按揉法刮拭膝关节下方的足三里穴，刮 8～10 次。

| 泄泻穴位速查 | |
| --- | --- |
| 推拿穴位速查 | 中脘 76 页，腹 77 页，脊柱 79 页，七节骨、脾经、龟尾 80 页，大肠 81 页，小肠、胃经 82 页，板门 83 页，内八卦 84 页，外劳宫 85 页，三关、六腑 86 页，足三里 87 页 |
| 刮痧穴位速查 | 水分（位于上腹部，前正中线上，脐中上 1 寸）参见 54 页任脉，天枢 59 页，大肠俞 62 页，足三里 65 页 |

# 8 便秘

便秘主要表现为大便干结难以排出，排便次数减少或排便时间延长，有便意但排出困难。便秘也可出现于各种急慢性疾病过程中，如肠套叠、肠扭转、甲状腺功能低下或铅中度等。孩子的便秘多数都是功能性的，常常由于不良的饮食习惯和排便习惯，或者精神紧张等因素导致的。由于便秘不仅影响消化吸收功能，还会影响身体内毒素的排泄，对孩子的生长发育产生不利影响，排便困难还会增加肛裂和脱肛的可能，所以家长应该帮助孩子尽早解决便秘。

## 8.1 中医如何理解便秘

食积、情绪不佳或是燥热损伤体内的津液都会影响孩子的肠道功能，导致大便不能顺畅排出而引起便秘。如果孩子平日饮食不节，导致食积而使气机受阻，使大便不能在肠道正常排出，或是喜欢吃辛香油炸的食物，使热蕴结于肠道，也会导致肠内气机不通而便秘；如果热病之后，余热留于肠道，耗伤津液，肠道干涩，大便难于排出；若心情不畅快、情绪紧张等引起肝气郁结，影响到肠道，也会导致大便不能正常排出；另外，少数孩子还可能因为体质弱、或生病时间较长，脾胃虚弱，导致无力推动大便排出。

## 8.2 便秘的不同表现

由于便秘的原因各有不同，所以除了便秘外，孩子还会有其他的表现。如果孩子有暴饮暴食或食入不易消化的食物等经历，出现大便难以排出，同时胃脘饱胀、嗳气或打嗝，口中酸臭，舌苔厚腻等，多属于食积便秘。如果孩子是由于胃肠积热导致的燥热便秘，孩子会出现大便干、难以排出或排出困难，腹胀，口臭，甚至呕吐，舌色红，苔黄或干燥。如果孩子是由于学习或其他事情压力过大，经常发脾气、生闷气而渐渐出现的气滞便秘，还可能出现胸闷、感觉透不过气，常常叹气或打嗝，而且腹部还有胀痛等表现。如果孩子是由于脾胃虚弱，气虚无力推动大便而出现的气虚便秘，一般也表现为排便困难，但是大便却并不干硬，且腹胀不太严重，往往出汗多，活动和大便后容易喘息和乏力。

## 8.3  便秘的家庭养护指导

### 8.3.1  一般护理指导

由于便秘与饮食和排便习惯密切相关，所以家长应该有意培养孩子规律的排便习惯和饮食习惯。最好能培养孩子每天定时大便，而且有便意时，尽量即刻排出，做到不憋大便。家长可以选择一个相对有规律的时间，如在孩子进食后，督促孩子去排便，并让孩子在排便时专注于排便，而不能边排便，边看书，或者边看电视，使注意力分散。因为这样会导致排便时间延长，使脱肛和痔疮发生的几率增加，不利于帮助建立孩子规律的大便习惯。如果孩子便秘比较严重，家长在帮助建立规律的排便习惯时，可先用细肥皂条去通便，刺激肠壁引起排便。如果孩子好几天没有大便，由于大便的水分会被吸收而变得干硬，家长也可使用小儿开塞露，先令肠道内蓄积已久的宿便排出。

健康、规律的饮食习惯对于防治孩子便秘非常重要。家长应注意孩子的饮食搭配均衡，教育孩子不偏食、不挑食。避免给孩子吃过于精细的食物，有便秘的孩子可以搭配少量的粗粮，鼓励孩子多吃一些富含膳食纤维的水果以及叶类、根茎类的蔬菜，少吃辛辣厚腻、油炸的食物。对于有食积的孩子则先选用清淡、稀软的食物，多吃一些水果，多饮水，也可适当服用蜂蜜水以缓解便秘。待食积好转时再正常饮食。但注意孩子在 3 岁之前少服用蜂蜜，以免过敏。

家长还需要注意孩子情绪上的变化，生活环境的突然改变，如上幼儿园、搬家等，或者学习上的压力过大，或者孩子脾气不好等也会导致便秘的发生。所以家长还应该多陪陪孩子学习和玩耍，多和孩子交流和沟通，给孩子讲讲情绪管理的故事，让孩子的心情能逐渐好转，压力能逐渐释放。当然，最关键的是，家长要有意识地培养孩子学会积极面对困难、克服困难，并学会疏泄自己的情绪，告诉孩子只知道发脾气或者把不开心闷在心里，并不能解决问题，而且还对身体不好。

鼓励孩子加强体育锻炼，如跑步、游泳、跳绳等，年龄小的孩子可以选择骑自行车，多走走路等，均有利于肠道的蠕动，促进大便的排出。

### 8.3.2　药膳推荐

孩子便秘时，家长可以根据孩子的情况，适当地做一些具有行气益气、消食润肠的药膳帮助孩子顺畅排便。

**（一）如果孩子肠道燥热导致的便秘**

（1）三仁粉

选用杏仁、麻仁、瓜蒌仁各等分，将这三味材料研成细末，加入少量的白糖调味，孩子可每次服用一小勺，然后再喝一点蜂蜜水润口送服。每次服用 1 小勺，每日 3 次，直至排便较为顺畅。

（2）蜜糖银花饮

选用金银花 15 g，蜂蜜 30 g。先将金银花煎水，将金银花水倒出，再慢慢加入蜂蜜溶化后饮用，直至排便较为顺畅。

**（二）如果孩子是气滞便秘**

莱菔子粥

选用莱菔子 5 g，粳米 50 g。将生莱菔子炒至香熟，研成细末，另将粳米淘洗后煮粥，待粥将煮熟时放入炒莱菔子末，再煮 10 分钟，可让孩子在三餐时各喝一碗。

**（三）如果孩子是食积便秘**

红糖胡萝卜

选用胡萝卜 100 g，蜂蜜适量。将胡萝卜洗净，加水煮熟，蘸蜂蜜吃，每日吃 1 ～ 2 次，直到孩子大便逐渐正常。

**（四）如果孩子是气虚便秘**

（1）黄芪蜂蜜粥

选用黄芪 10 g，粳米 50 g，蜂蜜适量。将黄芪放入水中煮 30 分钟，倒出汤汁。粳米洗净，放入适量清水，再加入黄芪汤汁，炖至粥熟，加适量蜂蜜，再煮 3 分钟即可食用。可以让孩子每天早餐和晚餐时各食用一小碗。

（2）五仁粳米粥

选用芝麻、松子仁、柏子仁、核桃仁、甜杏仁各 5 g，粳米 50 g。将五仁碾碎，放入洗净的粳米中，加适量的水熬煮成粥。可加入少量白糖，每日早晚餐时食用。

### 8.3.3 小儿推拿

便秘的推拿治疗主要是通便为主，一般主要分辨便秘的虚实后选择相应的操作。通常燥热、气滞和食积便秘均属实证范畴。推拿可每日操作一次，可选择在夜晚睡前操作，清晨起床前可辅助操作顺时针摩腹2分钟。

（1）如果孩子的便秘是因为肠道有热或食积气滞所致，家长可以选择清大肠、退六腑、顺运内八卦、按揉膊阳池、揉板门1分钟，揉脐天枢各1分钟，顺时针摩腹、按弦走搓摩、推下七节骨、揉龟尾各2分钟。

选择理由：顺运内八卦、摩腹、按弦走搓摩、按揉足三里可以帮助顺气消食，清大肠、退六腑、按揉膊阳池、推下七节骨、揉天枢、揉龟尾可以帮助清肠热，通大便。

（2）如果孩子的便秘是体虚所致，家长可以选择补脾经、清大肠、顺时针摩腹各2分钟，按揉膊阳池、推三关、揉上马、揉肾俞、按揉足三里、揉脐揉鱼尾各1分钟，捏脊5遍。

选择理由：补脾经、推三关、揉上马、揉肾俞、捏脊、按揉足三里帮助补益脾肺肾，增强体质，补益气血，清大肠、按揉膊阳池、摩腹、揉脐帮助排便。

### 8.3.4 经络刮痧

家长可以选择天枢、腹结、关元、大肠俞、小肠俞、次髎、公孙等穴位进行刺激。首先可以用面刮法从上而下，从内而外刮拭腹部的天枢穴、腹结穴和关元穴，各6～8次；再用面刮法从上而下刮拭腰骶部的大肠俞穴、小肠俞穴至次髎穴，6～8次；最后用平面按揉法刮拭足内侧的公孙穴，8～10次。

| 便秘穴位速查 | |
|---|---|
| 推拿穴位速查 | 腹、天枢77页，肾俞79页，七节骨、脾经、龟尾80页，大肠81页，板门83页，内八卦84页，上马85页，膊阳池、三关、六腑86页，足三里87页 |
| 刮痧穴位速查 | 小肠俞（第1骶椎棘突下旁开1.5寸）参见53页足太阳膀胱经，天枢、关元、腹结59页，大肠俞62页，公孙64页 |

# 9 积滞

　　积滞是指由于各种原因导致孩子的脾胃功能紊乱，而使摄入的饮食停滞，不能正常地消化和吸收所形成的一种慢性胃肠疾患。孩子通常会表现为不想吃饭、腹胀、打嗝、反酸、大便不成形或者大便困难等。积滞就相当于我们常说的消化功能紊乱。孩子积滞可发生于任何季节，可见于各个年龄段。但由于婴幼儿脾胃功能相对较弱，而且还不懂得如何节制乳食，所以更容易发生积滞。孩子积滞时间太长，脾胃功能会严重受损，导致营养不良和生长发育的障碍。

## 9.1　中医如何理解积滞

　　孩子脾胃本来相对就比较弱，如果家长还不注意调节好孩子的饮食，肠胃功能很容易受损，则脾胃更弱，使得摄入的食物得不到正常消化和吸收，饮食停滞，气机受到阻滞，更加影响脾胃的功能，时间一长，其他脏腑的功能也随之受到严重的影响。另外，如果孩子曾经患病或者是因为患有慢性疾病，而损伤到了脾胃，也会使脾胃更虚，而出现积滞。

## 9.2　积滞的不同表现

　　由于孩子积滞的时间长短不同，孩子的体质强弱也有差异，所以积滞的表现也有所不同。一般体质较好或患积滞时间不长的孩子，脾胃受损程度会比较轻，孩子主要表现为不想吃饭，腹部胀痛，打嗝，反酸，大便酸臭，甚至呕吐食物，体重有所减轻，舌尖红，舌苔白厚或黄厚腻。如果积滞时间较长，或者孩子脾虚明显，则脾胃受损的程度会比较严重，孩子多表现为没有食欲，一吃东西就容易啼哭或者说腹胀，面色发黄没有光泽，形体偏瘦，体重下降明显，精神较差，大便稀，酸臭明显，常常夹有不消化的乳食，舌色淡，舌苔白腻。

# 9.3 积滞的家庭养护指导

## 9.3.1 一般护理指导

由于孩子的脾胃较弱,所以家长要特别注意孩子的饮食,防止因为饮食不当导致积滞发生。所以,防治积滞首先需要家长考虑,孩子的饮食是否科学合理,并及时、正确地调整。对于正在添加辅食的幼儿,家长应根据他们的生长发育规律,逐渐添加辅食,不可骤然添加过多,造成脾胃功能紊乱。进食需要定时定量,富含营养,但需要相对清淡、易消化,如水果、胡萝卜、白萝卜、豆类、蛋黄、鱼及全脂乳品等,切忌暴饮暴食或过食肥甘厚腻,少吃生冷的食物。为孩子选择好相对健康的零食,可在两餐之间少量食用。家长切忌随意给孩子添加滋补品。

孩子已出现积滞时,家长应适当控制孩子的饮食,待病情缓解后,再做到定时定量。

## 9.3.2 药膳推荐

孩子有积滞时,家长可以制作一些能健运脾胃、促进消化的药膳。

### (一)孩子食积并没有身体虚弱的表现

(1)鸡金糖

选择鸡内金 50 g,车前子 50 g,白糖 10 g。将鸡内金和车前子研成细末,和白糖搅拌均匀,每日早晚服用 1 勺,连服 7 天为一个疗程。

(2)鸡金豆蔻饼

选择鸡内金 10 g,砂仁 3 g,豆蔻 3 g,白面粉 100 g,白糖 10 g。把鸡内金、砂仁和豆蔻研成细粉,加入面粉和白糖,搅拌均匀后,加适量水,揉成糊状,摊成碗口大的薄饼,至微黄为度。分 3 次给孩子吃,可每周做 3 次。

### (二)孩子有积滞的同时,还有明显的脾虚表现

(1)党参黄芪蒸鹌鹑

选择党参、黄芪各 10 g,鹌鹑 1 只。把党参、黄芪及少量水放于鹌鹑腹中,置于大碗里,加少量的盐、油调味,隔水蒸 1 小时。把鹌鹑肉吃完,汤喝完,1 周 2 次,连吃 5 周。

(2)内金黄鳝

选用黄鳝 1 条,鸡内金 6 g。除去黄鳝的内脏,把黄鳝、鸡内金和盐、葱等调料放锅中隔水蒸熟,每天食用,连吃 1 周。

### 9.3.3 小儿推拿

积滞的推拿治疗主要是帮助孩子调理脾胃，促进消化，改善积滞。推拿可以每日操作一次，可以一直推到孩子腹胀缓解、食欲正常后再持续一周。

（1）如果孩子的积滞是因为饮食不当而出现积滞，家长可以选择补脾经、揉板门、顺运内八卦、顺时针摩腹3分钟，揉中脘、揉天枢、按揉足三里各1分钟，掐揉四横纹30次。

选择理由：补脾经、按揉足三里可以调理脾胃，促进食欲，揉板门、掐揉四横纹、顺运内八卦、揉中脘、揉天枢、分推腹阴阳有助于理气消食，排出食滞。

（2）如果孩子的积滞中还有明显的脾虚表现，家长可以选择补脾经、揉脾俞、揉胃俞、按揉足三里各2分钟，逆时针摩腹3分钟，推三关、揉外劳宫、顺运内八卦各1分钟，掐揉四横纹30次，捏脊4遍。

选择理由：补脾经、揉脾俞、揉胃俞、按揉足三里、捏脊能健脾益气养血，推三关、揉外劳宫以温阳，掐揉四横纹、顺运内八卦可以理气消食导滞。

### 9.3.4 经络刮痧

家长可以选择哑门、天柱、身柱、膈俞、命门、肾俞、足三里、公孙等穴位进行刺激，先用单角刮法刮拭后项部哑门穴、天柱穴，各8～10次；再用面刮法从上而下刮拭身柱、膈俞、命门至肾俞穴，6～8次；然后用平面按揉法刮拭膝关节下方的足三里穴，8～10次；最后用面刮法刮拭足内侧公孙穴，8～10次。

| 积滞穴位速查 | |
|---|---|
| 推拿穴位速查 | 中脘76页，腹、天枢77页，脾俞、胃俞、脊柱79页，脾经80页，四横纹82页，板门83页，内八卦84页，三关86页，足三里87页 |
| 刮痧穴位速查 | 哑门（位于项部，当后发际正中直上0.5寸，第1颈椎下）参见54页督脉 |
| | 天柱59页，身柱60页，膈俞61页，命门、肾俞62页，公孙64页，足三里65页 |

# 10 遗尿

遗尿，又称为尿床，是指 3 岁以上的孩子还不能自己控制排尿，经常睡梦中小便，醒后才知道的一种病证。一般来说，孩子往往在 1 岁以后，白天就已经能够逐渐控制小便了，而随后也能逐渐控制夜间睡觉时的小便。所以，3 岁以后孩子在夜间仍不能自己控制排尿而经常尿床，就有问题了。男孩发生遗尿的几率高于女孩，部分还有明显的家族史，也就是说孩子的爸爸妈妈常常在小时候也有这方面的问题。遗尿的发生多是功能性的问题，但也有器质性因素，如有的遗尿与隐性脊柱裂（一种程度较轻的脊柱发育缺陷）有关，有的与包茎或包皮过长有关，有的与孩子的智力有关。病情轻者易于纠正；如果病程长且反复发作，甚至白天睡眠也会发生遗尿，则预后较差，应积极就医。但由于孩子因此而容易产生自卑感，影响身心健康和生长发育，家长需引起重视，注意孩子的心理疏导。

## 10.1 中医如何理解遗尿

遗尿是由于膀胱失于约束所致，而导致膀胱约束功能失常的原因很多，可以是因为先天不足，肺、脾、肾功能失调，也可以是湿热下行影响到了膀胱的功能。家长应注意，学龄前后的儿童若因白天游戏玩耍过度，夜晚睡眠过沉，偶然发生遗尿，则不属于疾病。亦有些孩子自幼缺少这方面的启蒙教育，没有养成夜间主动起床排尿的习惯，也会因此导致遗尿。

## 10.2 遗尿的不同表现

肾气不足导致的尿床表现为，孩子常常在睡眠中遗尿，甚至一个晚上有好几次，小便量大但骚味不重，醒后才知道尿床，孩子的面色偏白，四肢常常不温，精神较差，孩子的智力稍差。如果孩子常常睡中遗尿，白天小便次数多，容易出汗，容易感冒，孩子面无光泽，食欲不佳，大便不成形或稀，一般无智力问题，多属于脾肺气虚型尿床。而肝经湿热型尿床的孩子常表现为睡中遗尿，尿黄量少，尿味臊臭，孩子的脾气多急躁易怒，或夜间常梦语磨牙，舌色较红，舌苔偏黄腻。

## 10.3 遗尿的家庭养护指导

### 10.3.1 一般护理指导

家长应该帮助遗尿的孩子形成良好的作息时间，养成良好的卫生习惯。例如，睡前应避免孩子过度兴奋或剧烈运动；晚饭后限制摄入液体食物的量，应尽量避免在睡前 2 小时内喝奶或大量饮水或吃水果；晚上不要吃太饱，七八成饱即可；睡觉前排尿等，均可减少尿床的次数。家长还需要掌握孩子尿床的时间和规律。夜间可以利用闹钟，选择孩子容易尿床的时间唤醒孩子起床排尿。

家长需要多劝慰和鼓励孩子，少斥责、惩罚，帮助孩子逐渐纠正害羞、焦虑、恐惧、畏缩及暴躁等情绪或行为，减轻孩子的心理负担。同时，家长也要了解导致遗尿的精神诱因及可能存在的心理矛盾，耐心教育、解释。

如果排除不良的行为和生活习惯导致的遗尿，孩子的遗尿多因为脾肺肾虚所致，所以孩子的饮食应以易消化且营养丰富的食物为主，可经常给孩子吃一些黑豆、白果、红枣、山药、羊肉、虾、核桃、桂圆等食物。

### 10.3.2 药膳推荐

家长可以根据孩子遗尿的原因，制作一些补益肺脾肾的药膳或者是有助于清利湿热的药膳。

**（一）如果孩子是肾气不固所致的遗尿**

（1）二山芡实粥

选用芡实 10 g，鲜山药 50 g，山萸肉 10 g，粳米 50 g。芡实洗净后，清水浸泡 2 小时备用，山萸肉单煎 20 分钟，倒出汤汁，将鲜山药、芡实、粳米加水适量，并倒入山萸肉汁一起熬煮，粥熟后即食。每天可在早餐和中餐时食用，14 天为 1 个疗程。

（2）益智粥

选用益智仁 30 g，茯苓 30 g，粳米 50 g。将益智仁和茯苓烘干后，研成细末备用。粳米加适量水煮成稀粥，待粥将熟时，调入细末 5 g，稍煮即可。每天可在早餐和中餐时食用，14 天为 1 个疗程。

**（二）孩子如果是肺脾气虚导致的遗尿**

（1）腐皮白果粥

选用鲜白果（去外壳及芯）10 g，腐皮 50 g，粳米 50 g。将白果浸泡在水中 24 小时，使用盖子上有小孔透气的炊具，放入白果、腐皮和粳米，加水适量，同煮成粥。每天可在早餐和中餐时食用，7 天为 1 个疗程。

（2）山药茯苓包子

选用山药（干品）100 g，茯苓 100 g，面粉 200 g，白糖 20 g。将山药、茯苓一起捣碎研磨成细末，放入大碗内，加水适量，搅成糊状，放在锅内隔水蒸半小时，取出，加入白糖，充分搅拌均匀，做成包子馅。用发酵好的面团，包入馅，上笼蒸熟做成包子。每日可在三餐时各吃 1 个，14 天为 1 个疗程。

**（三）如果孩子是肝经湿热导致的遗尿**

（1）车前草煲猪膀胱

选用车前草 15 g，猪膀胱 1 个。将猪膀胱洗净后，和车前草加水同煮，并加入适量的葱姜盐，煮至熟烂，食用。吃猪膀胱，喝汤，一天内食用完，连续吃 5 天。

（2）车前饮

选用鲜车前草 30 g，鲜芹菜 100 g，白萝卜 100 g，蜂蜜适量。将芹菜、萝卜、车前草洗净捣烂后取汁，加蜂蜜炖沸后温服。每天可分 3 次饮用，7 天为 1 个疗程。

### 10.3.3　小儿推拿

遗尿的推拿治疗以补益肺脾肾或者清除湿热，提高膀胱的约束能力。推拿可每天操作一次。

（1）如果孩子的遗尿是因为脾肺肾虚，家长可以选择补脾经、补肺经、补肾经、推三关、揉外劳宫、按揉百会、摩丹田、按揉肾俞、擦腰骶部、按揉三阴交各 1 分钟。

选择理由：推三关、揉丹田、补肾经、按揉肾俞、擦腰骶部以温补肾气；补肺经、补脾经，补肺脾气虚；按揉百会、揉外劳宫、按揉三阴交具有温阳升提，促进膀胱约束的作用。

（2）如果孩子的遗尿是肝经湿热所致，家长可以选择清肝经、清心经、清小肠、掌揉丹田、揉腰骶部、推箕门、补肾经、揉上马、揉三阴交、揉涌泉各 1 分钟。

131

选择理由：清肝经、清心经、清小肠，以清除湿热；补肾经、揉上马、推箕门，能养阴清热；掌揉丹田、揉腰骶部利于缓解遗尿。

### 10.3.4　经络刮痧

家长可以选择关元、肾俞、中枢、足三里等穴位进行刺激。首先用面刮法自上向下刮拭中枢穴和肾俞穴，5～8次；再用面刮法刮拭下腹部的关元穴，5～6次；最后用边揉法刮拭足三里，5～7次。

| 遗尿穴位速查 | |
| --- | --- |
| 推拿穴位速查 | 百会 75 页，丹田 77 页，肾俞 79 页，脾经 80 页，肝经、心经、肺经 、肾经 81 页，小肠 82 页，外劳宫、上马 85 页，三关 86 页，箕门、三阴交 87 页，涌泉 88 页 |
| 刮痧穴位速查 | 关元 59 页，中枢 61 页，肾俞 62 页，足三里 65 页 |

# 11　夜啼

婴儿白天能安静入睡，但在夜里却啼哭不安，时哭时止，或每晚定时啼哭，称为夜啼。多见于新生儿及 6 个月内的小婴儿。孩子的一般情况良好，没有发热、泄泻、呕吐、口疮、皮肤损伤等问题。应注意的是，由于啼哭也是新生儿及婴儿表达要求或痛苦的主要方式，所以孩子在饥饿、惊恐时，或者是尿布潮湿、衣被过冷或过热等导致孩子感觉不舒适，都可能啼哭。此时如果喂以乳食、安抚亲昵、更换潮湿的尿布或调整衣被的厚薄，孩子很快便停止了啼哭，这些不属于疾病的范畴。

 ## 11.1　中医如何理解夜啼

夜啼常常因为孩子腹内有寒、饮食所伤、体内有热、遭受惊恐所致，其中腹内有寒是导致孩子夜啼的常见原因。如果孩子的妈妈在怀孕时体质虚弱，胎儿也容易禀赋不足；或家长护理不当，使孩子在沐浴或睡觉时腹部受凉，寒邪入里，晚上腹寒加重导致腹痛明显，所以孩子到了深夜便啼哭不断；如果家长喂食过多，孩子消化不了而引起乳食积滞，胃不和则卧不安，故孩子夜间时时啼哭；如果孩子的妈妈性情急躁，或喜食辛辣香燥之物，导致内热蕴结，则胎儿在母腹中便已有热，同时吸吮母亲的乳汁均会使内热更盛，故孩子烦躁而啼哭，睡觉也不安稳；小婴儿如遇陌生的人或物，或听到异常的声响等，很容易受到惊吓而夜间时时啼哭。

 ## 11.2　夜啼的不同表现

腹内有寒引起的夜啼，通常啼哭声低弱，而且时哭时止，孩子常常两腿蜷曲而睡，喜欢摩按腹部，四肢不温，不欲吮乳，大便稀薄，小便较清，面色白，唇色较淡，指纹淡红。伤食型的孩子多睡觉不安稳，时时啼哭，不欲吮乳，腹部饱胀，不喜欢被抚按，甚则吐奶较频繁，大便秘结或泻下秽臭，苔厚腻，指纹滞。内热型的孩子则啼哭声较响亮，啼哭时面赤唇红，烦躁不安，身腹俱暖，大便干或有些便秘，小便少，舌尖红，指纹紫滞。惊吓型的孩子多表现为夜间突然啼哭，好像被惊吓到一样，哭声时高时低，时急时缓，面色青白，神情不安，时作惊惕，指纹偏青。

# 11.3 夜啼的家庭养护指导

## 11.3.1 一般护理指导

家长应注意孩子的保暖，环境温度要适宜，应该及时更换孩子的尿布。晚上睡觉时需保持环境的安静，养成良好睡眠习惯。盖的被子要轻、软、干燥。睡前不要让孩子玩得太兴奋，更不要过分逗弄宝宝。家长要合理喂养孩子，防止过饱，避免异声异物，以防惊吓。同时，哺乳的妈妈应该保持良好的心情。

因夜啼多见于新生儿及6个月内的小婴儿，其主食是母乳，乳母的饮食与防治孩子的夜啼有很大关系。乳母应饮食清淡，少吃油炸辛辣的食物以及油腻等不易消化的食物，少喝含咖啡因类的饮料，尽量不吃生冷食物等。另外，孩子如果缺钙也会导致夜啼，所以妈妈和孩子都需要注意补充钙质，妈妈应该多吃富含钙质的食物，也可以让医生适当开一些帮助孩子钙质吸收的保健品。

## 11.3.2 药膳推荐

孩子夜啼时，家长可以根据孩子的情况选择一些可以饮用的药膳，以帮助祛除腹寒、清除内热或促进消化以及镇惊安神。

### （一）如果孩子是腹中有寒导致的夜啼

（1）干姜粥

如果孩子能喝米粥的话，可以选用干姜1g，高良姜3g，粳米50g。先煎干姜、高良姜，倒出姜汁，再放入粳米煮粥。给孩子每天喝3次，每次小半碗，7天为1个疗程。如果孩子还不能喝粥，可以直接给孩子喂稀释的姜汁，少量多次，7天为1个疗程。

（2）花椒干姜葱熨法

选用花椒 15 g，干姜 30 g，大葱一根。将以上三味放在一起捣成泥，然后放入锅内用酒炒，炒熟后用毛巾将药物包裹起来，待温度适宜后，熨敷在患儿腹部 10 分钟，每晚一次，7 天为 1 个疗程。

**（二）如果孩子是内有积热导致的夜啼**

（1）莲子心饮

可选用莲子心 2 g，生甘草 3 g。将莲子心和生甘草用开水冲泡，给孩子当水少量多次地饮用，连服 3 天。

（2）黄连乳

可选用黄连 3 g，乳汁 100 ml，白糖 10 g。将黄连放入适量的水中煎煮，倒出黄连汁 30 ml，兑入乳汁中，再调入适量白糖，每日分 2 次饮用，连喝 3 天。

**（三）如果孩子是由于受到惊吓而导致夜啼**

蝉金散

可选用蝉蜕 9 g，鸡内金 15 g。将上两味用火焙脆，研成很细的粉末，然后兑入奶中，如果孩子已经能喝粥的话，则兑入粥里，每次 1 g，每日 3 次，连服 3 天。

**（四）如果孩子是由于消化不好引起的夜啼**

山楂神曲汤

可选用山楂、神曲各 15 g。将上两味煎汤将汤汁倒出，给孩子多次少量地当水喝，连服 3 天。

### 11.3.3　小儿推拿

夜啼的推拿治疗主要是温中、清热、镇惊、安神为主。推拿操作可每日两次，待夜啼缓解后再持续推拿 3 天。

（1）如果孩子的夜啼是由于腹内有寒而致，家长可以选择揉百会、揉印堂、补脾经、逆时针摩腹各 2 分钟，运内八卦、推三关、揉外劳宫、揉脐、揉小天心各 1 分钟。

选择理由：补脾经、运内八卦、推三关、揉中脘、摩腹可以温中健脾理气；揉外劳宫、揉脐加强温中散寒，止腹痛作用；揉百会、印堂，揉小天心能安神有助于睡眠。

（2）如果孩子的夜啼是由于内热所致，家长可以选择清心经、清小肠、运内劳宫、揉总筋、清天河水、捣小天心、揉上马、揉涌泉各 1 分钟。

选择理由：清心经、清小肠、运内劳宫、揉总筋、清天河水、揉涌泉，有助于清热除烦；捣小天心能安神。

（3）如果孩子的夜啼是由于饮食所伤，家长可以选择揉百会、揉印堂各 1 分钟，清补脾经（先清后补）、清大肠、顺时针摩腹各 2 分钟，揉板门、运内八卦、揉天枢、推下七节骨各 1 分钟。

选择理由：清补脾经以健脾除食滞，清大肠、推下七节骨有助于通便，运内八卦、揉板门、摩腹、揉天枢能理气消食，导滞通便。

（4）如果孩子的夜啼是由于惊吓所致，家长可以选择开天门、摩百会、清心经、清肝经、掐揉五指节、掐揉小天心、按揉太冲各 1 分钟，轻柔脊背、顺时针摩腹各 2 分钟。

选择理由：以上操作主要可以有助于镇惊安神。

### 11.3.4　经络刮痧

家长可以选择身柱、中脘、足三里等穴位进行刺激。首先用面刮法从上向下刮拭背部的身柱穴，5 ～ 8 次；再用面刮法从上向下刮拭腹部的中脘，5 ～ 8 次；最后用边揉法刮拭膝关节下的足三里，5 ～ 6 次。

| 夜啼穴位速查 | |
| --- | --- |
| 推拿穴位速查 | 印堂（在人体前额部，当两眉头间连线与前正中线之交点处），太冲 64 页，天门 74 页，百会 75 页，天枢、腹、脐 77 页，七节骨、脾经 80 页，肝经、心经、大肠 81 页，小肠 82 页，板门、内劳宫 82 页，内八卦、小天心、总筋、五指节 84 页，外劳宫、上马 85 页， 三关、 天河水 86 页 |
| 刮痧穴位速查 | 中脘 59 页，身柱 60 页，足三里 65 页 |

# 12　奶癣

奶癣，又被称为婴儿湿疹，是一种过敏性皮肤病，是婴幼儿期最常见的皮肤病之一。主要原因是对摄入的食物、吸入的气味或接触的物品等不耐受或过敏所致。患有奶癣的孩子刚开始皮肤发红，然后出现皮疹，接着皮肤变得粗糙、脱屑，抚摸孩子的皮肤如同触摸在砂纸上一样。奶癣常见于 1 个月至 1 岁以内的婴儿，一般在 2 ～ 3 岁后逐渐减轻而自愈，少数可延至成年，常有家族史。奶癣在遇热、遇湿后更严重。

## 12.1　中医如何理解奶癣

奶癣的发生，主要是由于孩子体内湿热郁结，脾气虚弱，以及外感风热之邪相互影响，发于皮肤而致。如果孩子先天禀赋不足，加上孩子的母亲在怀孕时或哺乳时摄入了较多的辛辣香燥的食物，或者是在怀孕时体内已有湿热，均是导致孩子湿热内郁的原因。

## 12.2　奶癣的不同表现

奶癣好发于头面部，多从两面颊开始，慢慢会发展到遍及前额、眉间、头皮，由于特别痒，孩子会反复抓挠。奶癣可能会时轻时重，严重者可遍布整个颈部、背部，甚至全身都有。奶癣大多对称分布。在面部的奶癣可能是一团一团的红斑或是小疙瘩，或者是散在的几个，而在头皮或眉间的奶癣，常常有油腻的鳞屑和黄色发亮的结痂。奶癣一般有湿性和干性两种。湿性的奶癣表现为红斑、丘疹、水疱，甚至糜烂、渗液，多见于 1 ～ 3 个月的肥胖婴儿；而干性的奶癣多表现为皮肤潮红、干燥、脱屑，没有渗液，这多见于 1 岁以上的较瘦的孩子。如果孩子的奶癣多分布在头顶、面部和下巴，疹子发红，表面有糜烂和渗出，有时可以看到结痂的周围有糜烂，孩子大便偏干，小便黄，这多由于孩子体内有湿热所致。如果奶癣在孩子的面部和四肢都有，表现为红斑、丘疹，颜色偏暗，皮肤表面糜烂和渗出较多，孩子体型胖，还可能有消化不好的表现，如食欲不好或腹胀，大便稀等，这一般是因为孩子本来就脾虚，同时体内还有湿热。还有的奶癣发生是因为脾胃虚弱，又被风燥之邪侵袭所致，常表现为奶癣常在同一部位反复发生，皮疹处粗糙，有脱屑和结痂，很少有渗出，但有明显的瘙痒，皮疹周围可见抓痕和皮肤发暗，孩子的食量小，体力较差，口干，大便稀或干。

## 12.3　奶癣的家庭养护指导

### 12.3.1　一般护理指导

如果孩子出现奶癣，母亲在母乳喂养期间的饮食应清淡不要吃鱼、虾、蟹、鸡蛋以及海产品或辛辣的食物，同时还要避免饮酒。避免让有刺激性的物质接触孩子的皮肤，尤其不能接触孩子的奶癣，也不要在患处涂擦油脂丰富的护肤品，不要用肥皂和过烫的水清洗患处。应保持适宜的室温，因为室温过高会使奶癣的瘙痒感加重。平时要给孩子穿松软、宽大的棉织品或细软布料的内衣，避免穿化纤织物、羊毛织物及绒线衣衫。婴儿的尿布应勤洗勤换。

奶癣孩子的饮食以清淡为好，避免高盐及富含各种添加剂的食物。孩子的饮食尽量做到定时定量。喝奶的孩子应尽量母乳喂养，而人工喂养时，家长则应该将牛奶煮沸几分钟，这样可以减少孩子对牛奶的不耐受和过敏。辅食添加时，动物蛋白类的，如鸡蛋、鱼、动物肝等可以晚几个月添加，虾、蟹等食物，建议1岁或更晚些添加。

### 12.3.2　药膳推荐

有奶癣的孩子如果还没有添加辅食的话，家长可以制作一些汤给孩子当水喝；而已添加辅食的孩子则可以给他们熬煮一些具有健脾除湿热作用的稀粥。如果孩子还小，家长需要根据孩子每一餐的摄入量来决定汤或粥一天当中分几次喝。

（一）如果孩子体内有湿热

（1）薏米百合饮

选用薏苡仁 30 g、百合 6 g，蜂蜜或白糖适量。将薏苡仁和百合加适量水，煮开后，用小火熬煮 1 小时，加少量蜂蜜或白糖。趁温热时喝，连喝 1 周。

（2）赤小豆粥

选用赤小豆 15 g，粳米 50 g，白糖 10 g。将赤小豆、粳米分别洗净，放入锅中，加适量水，煮成粥，加入白糖调味。可隔日再喝，连喝 1 周。

如果孩子还只是喝母乳或奶粉，家长可以直接煮赤小豆，加一些白糖调味，直接喝赤小豆水即可。

（二）如果孩子体内有湿热，而且还有脾虚

薏苡仁荸荠汤

可选用生薏苡仁 15 g，荸荠 6 个。生薏苡仁用水浸泡 2 小时后，将荸荠洗净，去皮切片，与生薏苡仁加水同煮，加少量白糖。连喝 1 周。

（三）如果孩子脾虚，又感受风燥之邪

（1）红枣扁豆粥

选用红枣 10 枚，扁豆 10 g，红糖适量。将红枣、扁豆加水煮熟后，加入适量红糖，调匀后食用。连服 2 周。

（2）桑葚百合汤

选用桑葚、百合各 15 g，大枣 5 枚。将桑葚、百合、大枣加水适量煎汤服用，连服 2 周。

### 12.3.3　小儿推拿

奶癣的推拿治疗主要是健脾，帮助除湿祛风燥。推拿可每日操作一次。家长需注意，手法操作尽量避开局部皮肤有损害的部位。

（1）如果孩子是内有湿热导致的奶癣，家长可以选择清补脾经、清肺经、清天河水、清大肠、揉足三里、揉丰隆各 2 分钟，捏脊 4 遍。

选择理由：清补脾经、揉足三里、揉丰隆、捏脊能健脾，帮助除湿，清肺经、清天河水可以清热祛风。

（2）如果孩子有脾虚湿热，家长可以选择补脾经、补胃经、揉板门、顺运内八卦、清肺经各 2 分钟，揉脾俞、揉足三里、揉丰隆各 1 分钟，捏脊 4 遍。

选择理由：补脾经、补胃经、揉板门、顺运内八卦、揉脾俞、揉足三里、揉丰隆、捏脊健脾除湿，清肺经祛风。

（3）如果孩子是脾虚风燥，家长可以选择补脾经、补胃经、揉二人上马各2分钟，揉板门、顺运内八卦、清肺经、揉脾俞、揉胃俞、揉足三里揉血海各1分钟，捏脊4遍。

选择理由：补脾经、补胃经、揉二人上马、揉板门、顺运内八卦、揉脾俞、揉足三里、揉血海捏脊有助于健脾养血滋阴，清肺经祛风。

### 12.3.4　经络刮痧

家长可以选择中脘、天枢、肝俞、脾俞、肾俞、合谷等穴位进行刺激。首先用面刮法刮拭腹部的中脘和天枢，6～8次；再用面刮法在背部从上向下刮拭肝俞经脾俞至肾俞，6～7次；最后用边揉法刮拭合谷，6～8次。

| 奶癣穴位速查 | |
| --- | --- |
| 推拿穴位速查 | 脾俞、胃俞、脊柱79页，脾经80页，肺经、大肠81页，胃经82页，板门83页，内八卦84页，二人上马85页，天河水86页、足三里、丰隆87页 |
| 刮痧穴位速查 | 中脘59页，天枢59页，肝俞61页，脾俞、肾俞62页，合谷63页 |

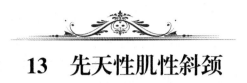

# 13 先天性肌性斜颈

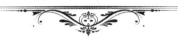

　　先天性肌性斜颈俗称歪脖子，是由于颈部一侧的胸锁乳突肌挛缩而变短，导致脖子往一边歪，而且颈部的活动也有一定的影响的病症。在孩子的一侧颈部常常能摸到包块或是紧张的肌肉。目前，先天性肌性斜颈发生的原因还不明确，但多认为与局部肌肉的发育不良以及胎位的异常或是产伤等有关。

　　不过家长要注意，如果孩子是在两三岁后才逐渐发现斜颈，一定还要检查孩子的视力，以排除因为视力问题导致的斜颈。同时，如果孩子一出生，斜颈就表现得比较严重，而且颈部的肌肉并没有明显的异常，则需要进一步检查，以排除颈部骨骼的先天畸形。

 **13.1　先天性肌性斜颈的原因**

　　中医对先天性肌性斜颈的认识记载不多。现代医学认为，斜颈产生的原因主要是胸锁乳突肌出现了挛缩和变短导致的。虽然引起肌肉纤维化的真正原因还不清楚，但可能与先天性的胸锁乳突肌发育不良有关，导致在分娩过程中容易被损伤，引起肌肉出血，形成血肿后机化，然后出现挛缩变短。也可能是在子宫内时胎儿位置不正，使一侧胸锁乳突肌承受了过度的挤压，导致局部肌肉缺血，出现损伤。

 **13.2　先天性肌性斜颈的表现**

　　孩子在出生时，家长可能并未发现有异常，但此时孩子可能已有颈部的活动问题，如果仔细去触摸的话，可在颈部的一侧发现较硬而疼痛不明显的梭形包块，与胸锁乳突肌的方向一致（胸锁乳突肌的方向是从耳后到颈前下的锁骨内侧端）。

往往过一段时间后（一般一两周），颈部一侧的包块逐渐明显，而且还会在 1 个月内逐渐增大。接着，有一部分的孩子的包块会逐渐变小，直到消失，颈部正常；但也有部分孩子如果不去治疗，肌肉逐渐纤维化、挛缩变短，形成颈旁硬的束条状物，头部因短缩的肌肉牵拉向一侧而发生斜颈畸形。斜颈的时间长了，肌肉短缩侧的面部会发生变形，严重者还将影响到脊柱，导致脊柱侧弯。

平时家长应尽量及时纠正患儿头颈歪斜的姿势，使患儿尽可能作主动或被动转头及歪头动作。若肌性斜颈的治疗不及时，患侧颜面部的发育可能会受影响，健侧一半的颜面部也会发生适应性改变，使颜面部不对称。长期不纠正还可能会影响到胸椎的发育。

## 13.3　先天性肌性斜颈的家庭养护指导

### 13.3.1　一般护理指导

家长在护理时应注意矫正孩子的头位，在日常喂奶、怀抱、睡觉垫枕时，应该使孩子的头与脖子的姿势正好与斜颈成相反的方向，以矫正斜颈。家长可以用小米做一个低低的小枕头，孩子仰着睡时，小枕头垫在患侧颈部，以保持头部处于不歪斜的姿势；孩子侧身睡时，可以使有包块这一侧的颈部朝下，将枕头垫在孩子头部的耳朵处，以拉长颈部这一侧已经短缩的肌肉。同时家长还需要注意，抱孩子时需要托着孩子的头保持在不歪斜的位置上，而且孩子不宜过早直抱。家长还可用自己的食、中、无名指指面揉孩子的包块和紧紧的肌肉。

而对于处在孕期的妈妈们则需要注意孕期检查，纠正不良胎位；注意坐姿，尽量挺直背部，防止对胎儿的脊柱造成不良影响。而家长抱孩子时，需要左右手轮换，变换孩子头部的姿势，避免形成习惯性斜颈。

先天性肌性斜颈的饮食和正常的孩子饮食是一样的。

### 13.3.2　小儿推拿

斜颈的推拿：主要作用是放松肌肉，改善局部肌肉的血液循环，并且能使包块逐渐软化直至消失。推拿可每天操作一次。

首先让孩子躺下来，家长一手扶着孩子的头，另一手用拇指或食、中、无名指按揉紧张的胸锁乳突肌，从耳后到颈前的锁骨内侧端来回 3～5 遍，尤其在包块处按揉的时间可持续久一些。

接着用拇指和食指从上而下反复拿揉紧张的胸锁乳突肌，包块处拿揉的时间长一些。

然后家长一手轻轻压住紧张肌肉同侧的肩部，另一手扶在同侧的头部，让孩子的头部渐渐向另一侧肩部倾斜，逐渐拉长拉紧短缩紧张的胸锁乳突肌。头部倾斜的程度应由小到大，反复 5 次。

接着，家长仍用一手压住紧张肌肉同侧的肩部，另一手扶住患儿头部，使孩子的头部渐渐转向另一侧肩部，逐渐拉紧紧张的胸锁乳突肌。头部旋转的幅度应由小到大，反复 5 次。

家长继续用拇指沿着紧张的胸锁乳突肌从上而下反复做推抹。然后把孩子抱起来，按揉耳后高骨 1 分钟，最后从上而下拿揉颈项两侧的肌肉和肩井。

操作理由：在紧张短缩的胸锁乳突肌处用揉法、推法能行气活血，有助于血肿的吸收；用拿法可以消散包块；帮助孩子做头部较大幅度的倾斜和旋转，有利于缓解肌肉的紧张，拉长短缩的肌肉，改善孩子颈部的活动功能；拿揉两侧的肌肉有助于促进两侧肌力的平衡。

### 13.3.3 经络刮痧

家长可以用面刮法从耳后沿着紧张短缩的胸锁乳突肌向下一直刮拭到锁骨的内侧端，5～8 次；再用边揉法刮拭肌肉的包块处 5～8 次。

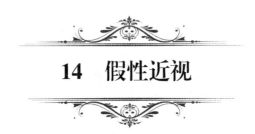

# 14  假性近视

假性近视又称调节性近视或功能性近视，表现为看远处模糊，视力低于 5.0 （1.0）的正常值，但在休息或使用麻痹剂松弛眼肌后，视力又能达到 5.0。假性近视在孩子中是非常普遍的现象，且发病率有逐年增高的趋势。假性近视的发生多因为近距离用眼时间过长，引起眼部肌肉的调节紧张或调节痉挛，看远时也不能放松调节，导致视力下降。持续近距离用眼时间过长，或者看书光线太强、太暗，或行走看书，或看书写字时坐姿不正确等都会影响眼部肌肉的调节。近视也有一定的遗传倾向，所以父母都是近视的，家长尤其要注意孩子视力的发展。

## 14.1  中医如何理解假性近视

假性近视属"能近怯远"范畴。先天禀赋不足，尤其是肝、肾不足，再加上过度用眼，目系劳损，或者食用过多肥甘厚腻的食物，损伤了脾胃，均会使气血不通畅，目失所养，则功能减退。

## 14.2  假性近视的家庭养护指导

### 14.2.1  一般护理指导

家长应该从小培养孩子良好的用眼习惯，如看书写字时间不宜过久，持续 30 ～ 40 分钟后要有 10 分钟的休息时间，最好在休息时远眺，多看绿色植物，做眼保健操；培养正确的读书、写字姿势，不要趴在桌子上或扭着身体。读书写字必须在适当的光线下，光线不要太暗或者太亮；写字不要过小过密等。

要鼓励孩子积极参加体育锻炼，尤其是户外活动，多晒太阳，保证钙的吸收。

家长要培养孩子有一个良好的饮食习惯，并且注意孩子的饮食结构，保证营养均衡。要让孩子少吃零食，做到不挑食不偏食。适当增加鱼禽肉蛋摄入，保证充足蛋白质和钙质的摄入，可经常食用排骨汤、虾皮、奶类及豆制品。可适当吃一些粗粮、动物肝脏、深色及红黄色蔬菜水果，以补充维生素 A、维生素 B、锌和铬等，有利于眼部的正常代谢。限制孩子糖的摄入，因为糖的代谢会消耗体内的维生素 B，不利于眼睛的发育。

家长应该监督孩子正确地操作眼保健操。眼保健操实际上就是对穴位进行手法操作，是保护视力、预防近视的一种有效的自我推拿方法。眼保健操可起到解除眼部肌肉紧张，促进眼区血液循环，改善神经营养，消除视力疲劳，增强视力，预防近视的积极作用。

### 14.2.2 药膳推荐

家长可以给孩子烹制一些具有滋养肝肾、明目作用的药膳。

（1）枸杞猪肝汤——补肝肾，养血明目

选用枸杞 15 g，猪肝 50 g。将猪肝、枸杞洗净，猪肝切片，与枸杞放在一起，加适量水，煮开后小火煨 30 分钟，加入适量的盐调味，喝汤，吃猪肝和枸杞。在中餐和晚餐时吃，1 周 3 次。

（2）羊肝豆豉鸡蛋汤——清热明目。

选用羊肝 20 g，鸡蛋 1 个，豆豉、葱白少许。将羊肝洗净、切片，入锅，加水适量，小火煨汤，待羊肝煮熟后，加入适量的豆豉、葱白，再打入鸡蛋，煮开食用。可以喝汤吃羊肝，在中餐和晚餐时吃，1 周 3 次。

### 14.2.3 小儿推拿

假性近视的推拿主要是通络明目，推拿可每天操作一次，可以选择在孩子睡前操作，也可根据需要一天 2 次。操作前家长注意洗净双手。

手法操作选择：开天门、推坎宫、揉太阳、按揉眼部周围的穴位（睛明、攒竹、鱼腰、丝竹空、瞳子髎、四白，穴位的定位参照刮痧部分）各 1 分钟，按揉风池 1 分钟，拿颈项部的肌肉上下往返 3～5 遍。

操作理由：眼周的穴位有利于放松眼周肌肉的疲劳，拿颈项部肌肉对于缓解视疲劳有帮助。

### 14.2.4 经络刮痧

家长可以选择攒竹、睛明、丝竹空、太阳、风池、合谷、光明等穴位进行刺激。

首先用边揉法刮拭头部攒竹、睛明、丝竹空、太阳、风池，各 8～10 次；再用面刮法顺着小腿向下刮拭光明穴，6～8 次；最后用边揉法刮拭合谷穴，5～7 次。

**·老版四节眼保健操**

这一版的眼保健操主要涉及四个穴位，家长一定要先把四个穴位的具体位置弄清楚，否则眼保健操的作用就要大打折扣了。

天应穴：左右眉头下面的上眶角处。

睛明穴：内眼角上方，眼眶骨边缘凹陷处。

四白穴：双眼平视前方时，眼眶下缘正中直下一拇指宽处。

太阳穴：在外眼角与眉梢之间向后大约一个拇指宽的地方。

第一节：揉天应穴。以左右拇指罗纹面按揉左右眉头下面的上眶角处。其他四指散开弯曲如弓状，支在前额上，按揉面不要大。（节拍为 8×8）

第二节：挤按睛明穴。以左手或右手拇指按鼻根部的睛明穴，先向下按、然后向上挤。一按一挤是一拍。（节拍为 8×8）

第三节：按揉四白穴。先以左右食指与中指并拢，放在靠近鼻翼根部的两侧，拇指支撑在下腭骨凹陷处，然后放下中指，在四白穴处按揉。注意手指要按住穴位处的皮肤然后再带动皮肤一起移动，按揉面不要太大。（节拍为 8×8）

第四节：按太阳穴、轮刮眼眶。握起四指，以左右拇指罗纹面按住太阳穴，以左右食指第二节内侧面轮刮眼眶上下一圈，上侧从眉头开始，到眉梢为止，下面从内眼角起至外眼角止，先上后下，轮刮上下一圈计为四拍。（节拍为 8×8）

**·新版眼保健操**

新版在老版的基础上多了 2 个穴位和相应的操作，而且天应穴变成了攒竹穴。

攒竹穴：在面部，眉毛内侧边缘的凹陷处。

风池穴：风池穴位置在后脑勺下方颈窝的两侧，由颈窝往外约两个拇指宽处。

眼穴：是耳穴中的一个穴位，在耳垂的中央。

第一节：按揉攒竹穴。用双手拇指螺纹面分别按在两侧穴位上，其余手指自然放松，指尖抵在前额上。随音乐口令有节奏地按揉穴位，每拍一圈，做四个八拍。

第二节：按压睛明穴。用双手食指螺纹面分别按在两侧穴位上，其余手指自然放松、握起，呈空心拳状。随音乐口令有节奏地上下按压穴位，每拍一次，做四个八拍。

第三节：按揉四白穴。用双手食指螺纹面分别按在两侧穴位上，拇指抵在下颌凹陷处，其余手指自然放松、握起，呈空心拳状。随音乐口令有节奏地按揉穴位，每拍一圈，做四个八拍。

　　第四节：按揉太阳穴，刮上眼眶。用双手拇指的螺纹面分别按在两侧太阳穴上，其余手指自然放松，弯曲。伴随音乐口令，先用拇指按揉太阳穴，每拍一圈，揉四圈。然后，拇指不动，用双手食指的第二个关节内侧，稍加用力从眉头刮至眉梢，两个节拍刮一次，连刮两次。如此交替，做四个八拍。

　　第五节：按揉风池穴。用双手食指和中指的螺纹面分别按在两侧穴位上，其余三指自然放松。随音乐口令有节奏地按揉穴位，每拍一圈，做四个八拍。

　　第六节：揉捏耳垂，脚趾抓地。用双手拇指和食指的螺纹面捏住耳垂正中的眼穴，其余三指自然并拢弯曲。伴随音乐口令，用拇指和食指有节奏地揉捏穴位，同时用双脚全部脚趾做抓地运动，每拍一次，做四个八拍。

　　**·做眼保健操的注意事项**

　　教育孩子在做眼保健操前后，应该尽量远眺，使眼睛能充分得到休息和调节。做眼保健操时注意力要集中，手法要轻柔缓和，以局部感觉酸胀为度，速度要均匀。要经常帮助孩子或者督促孩子自己剪短指甲，并保持双手的清洁。如面部皮肤有炎症或破损，或眼睛发炎时，可暂时停做，痊愈后再照常进行。

　　在家里，可选择在读书、写字后 1 小时做 1 次眼保健操。

　　真性近视的干预方法实际上类似于假性近视的干预，眼保健操可以延缓或减慢孩子近视的发展程度。

| 假性近视穴位速查 | |
| --- | --- |
| 推拿穴位速查 | 睛明、攒竹、丝竹空、瞳子髎、四白 58 页，天门、坎宫、太阳 74 页，鱼腰（在额部，瞳孔直上，眉毛中） |
| 刮痧穴位速查 | 睛明、攒竹、丝竹空 58 页，风池 59 页，合谷 63 页，太阳 74 页<br>光明（位于人体的小腿外侧，当外踝尖上 5 寸，腓骨前缘） |

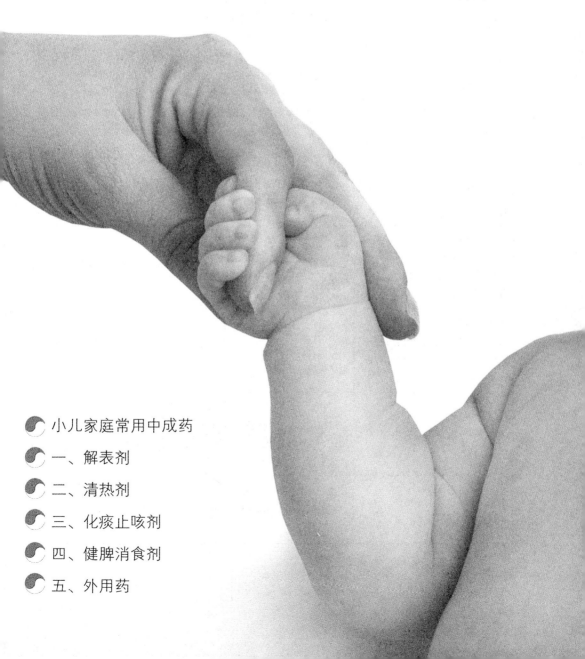

第三部分 **3**
附录

# 小儿家庭常用中成药

## 一、解表剂

| 药名与主要成分 | 功效与适应证 | 注意事项 |
|---|---|---|
| **板蓝根冲剂**<br>板蓝根、大青叶等 | 1. 功效：清热解毒 凉血利咽<br>2. 适应证：急性扁桃体炎肺胃热盛证；急性咽炎肺胃实热证；流行性腮腺炎热毒壅盛证 | 阴虚火旺者忌用；脾胃虚寒者慎用 |
| **蓝芩口服液**<br>板蓝根、黄芩、栀子、黄柏、胖大海 | 1. 功效：清热解毒 利咽消肿<br>2. 适应证：上呼吸道感染风热表证；急性咽炎肺胃热盛证症见咽痛、咽干、咽部灼热 | 阴虚火旺、脾胃虚寒、风寒感冒咽痛者慎用；配合使用漱口液含漱，或配合外用药吹敷患处，可增强疗效；忌烟酒、辛辣、鱼腥食物；个别患者服药后出现轻度腹泻，一般可自行缓解 |
| **正柴胡饮冲剂**<br>柴胡、陈皮、防风、芍药、生姜、甘草等 | 1. 功效：疏风散寒 解热止痛<br>2. 适应证：感冒风寒证 | 风热感冒慎用 |
| **藿香正气水**<br>藿香、紫苏、厚朴、半夏、白术、大腹皮、白芷、茯苓、陈皮、桔梗、甘草 | 1. 功效：解表化湿 理气和中<br>2. 适应证：感冒暑湿证；急慢性胃肠炎湿阻中焦证；中暑暑湿伤表证 | 感冒热证、阴虚火旺者忌用 |
| **小儿感冒颗粒**<br>藿香、菊花、连翘、大青叶、板蓝根、地黄、地骨皮、白薇、石膏、薄荷 | 1. 功效：疏风解表 清热解毒<br>2. 适应证：流行性感冒、上呼吸道感染风热证 | 风寒感冒禁用。服药期间忌油腻厚味 |
| **小柴胡颗粒**<br>柴胡、姜半夏、黄芩、党参、甘草、生姜、大枣 | 1. 功效：解表散热 疏肝和胃<br>2. 适应证：用于外感病，邪犯少阳证，症见寒热往来、胸胁苦满、食欲不振、心烦喜呕、口苦咽干 | 忌辛辣、生冷、油腻食物；风寒感冒者不适用 |
| **玉屏风颗粒**<br>黄芪、炒白术、防风 | 1. 功效：益气固表止汗<br>2. 适应证：表虚不固引起的自汗恶风，易感风邪 | 忌辛辣、生冷、油腻食物 |

## 二、清热剂

| 药名与主要成分 | 功效与适应证 | 注意事项 |
|---|---|---|
| **清开灵颗粒（口服液）**<br>牛黄、水牛角、珍珠母、黄芩、金银花、栀子、板蓝根等 | 1. 功效：清热解毒 化痰通络 醒神开窍<br>2. 适应证：上呼吸道感染表里俱热证；急性支气管炎风热犯肺证；急性化脓性扁桃体炎肺胃热盛证；急性肺炎外感风热证；流行性乙型脑炎、流行性脑脊髓膜炎热毒内盛，痰阻清窍证；急性肝炎肝胆热盛证 | 久病体虚出现腹泻慎用；过敏体质慎用 |
| **双黄连口服液（颗粒）**<br>金银花、黄芩、连翘 | 1. 功效：清热解毒 疏风解表<br>2. 适应证：上呼吸道感染风热表证；急性支气管炎风热犯肺证；病毒性肺炎风温肺热证 | 素体脾胃虚寒者忌用；过敏体质慎用 |
| **银黄颗粒**<br>金银花提取物、黄芩提取物 | 1. 功效：清热疏风 利咽解毒<br>2. 适应证：急、慢性扁桃体炎和急、慢性喉炎风热证 | 阴虚火旺、素体脾胃虚寒者慎用 |
| **蒲地蓝消炎口服液**<br>蒲公英、苦地丁、板蓝根、黄芩 | 1. 功效：清热解毒 抗炎消肿<br>2. 适应证：疖肿、咽炎、扁桃体炎、腮腺炎 | 不良反应、禁忌尚不明确 |
| **小儿咽扁冲剂**<br>金银花、射干、金果榄、玄参、桔梗、麦冬、人工牛黄、冰片 | 1. 功效：清热利咽 解毒止痛<br>2. 适应证：扁桃体炎等上呼吸道感染肺热壅盛证 | 勿食辛辣刺激食物 |
| **鼻渊舒口服液**<br>辛夷、苍耳子、栀子、黄芩、黄芪、柴胡、川芎、细辛、薄荷、茯苓、白芷、桔梗、川木通 | 1. 功效：清热解毒 疏风通窍<br>2. 适应证：鼻窦炎、慢性鼻炎风热袭肺或胆经郁热证 | 忌食油腻食物 |
| **天黄猴枣散**<br>制天麻、竹黄、猴枣、僵蚕、牛黄、冰片、薄荷脑、珍珠、胆南星、珍珠层粉、全蝎 | 1. 功效：镇静息风 化痰开窍止痉<br>2. 适应证：小儿急热惊风，惊悸，夜啼等风痰证 | 忌食辛辣油腻 |
| **儿童回春颗粒**<br>黄连、水牛角浓缩粉、羚羊角、人中白（煅）、大青叶、淡豆豉、荆芥（去粗梗）、羌活、葛根、地黄、川木通、赤芍、黄芩、前胡、玄参（去芦）、桔梗、柴胡、西河柳、升麻、炒牛蒡子 | 1. 功效：清热解毒 透表豁痰<br>2. 适应证：用于急性惊风，伤寒发热，临夜发烧，小便带血，麻疹隐现不出引起的身热咳嗽；赤痢、水泻、食积、腹痛 | 不良反应、禁忌尚不明确 |

| 药名与主要成分 | 功效与适应证 | 注意事项 |
|---|---|---|
| **鲜竹沥口服液**<br>竹沥 | 1. 功效：清热化痰<br>2. 适应证：急、慢性支气管炎痰热蕴肺证 | 寒痰咳嗽及脾虚便溏者不宜使用 |
| **蛇胆川贝枇杷膏**<br>蛇胆汁、川贝母、枇杷叶、半夏 | 1. 功效：润肺止咳 化痰定喘<br>2. 适应证：急、慢性支气管炎阴虚燥咳证 | 外感风寒者忌用 |
| **小儿咳喘灵口服液（冲剂）**<br>麻黄、杏仁、石膏、金银花、黄芩、甘草 | 1. 功效：清热宣肺 止咳平喘<br>2. 适应证：上呼吸道感染、急性支气管炎风热犯肺证；支气管炎风热闭肺证 | 风寒感冒、喘咳阴虚肺热者不宜使用；服药期间避免服用滋补类中成药；本品含有麻黄，心脏病或高血压病者慎用 |
| **小儿消积止咳口服液**<br>连翘、枇杷叶、山楂、槟榔、瓜蒌、桔梗、莱菔子、葶苈子、蝉蜕、枳实 | 1. 功效：清热宣肺 消积止咳<br>2. 适应证：上呼吸道感染伴有消化道症状风热夹滞证 | 体虚、肺气不足、肺虚久咳、大便溏薄者慎用；3个月以下婴儿不宜服用 |
| **先声咳喘宁**<br>麻黄、杏仁、石膏、百部、桔梗、甘草 | 1. 功效：宣肺化痰 止咳平喘<br>2. 适应证：上呼吸道感染痰热蕴肺证；急性支气管炎、哮喘痰热闭肺证 | 脾胃虚弱、风寒咳嗽、体虚久咳、大便泄泻者慎用 |
| **小儿肺热咳喘口服液**<br>麻黄、杏仁、生石膏、甘草、金银花、连翘、黄芩、鱼腥草、板蓝根、知母、麦冬 | 1. 功效：辛凉宣泄 清肺平喘<br>2. 适应证：支气管炎、肺炎风热犯肺证，症见发热，咳嗽，喘急，苔黄，脉数 | 忌食油腻、辛辣刺激食物 |

## 四、健脾消食剂

| 药名与主要成分 | 功效与适应证 | 注意事项 |
|---|---|---|
| **健儿消食口服液**<br>黄芪、陈皮、白术、炒莱菔子、山楂、麦冬 | 1.功效：健脾益胃 理气消食<br>2.适应证：小儿消化功能紊乱脾胃虚弱证。 | 胃阴不足者慎用 |
| **健脾消食丸**<br>白术、枳实、木香、槟榔、草豆蔻、鸡内金、荸荠粉 | 1.功效：健脾和胃 消食化滞<br>2.适应证：小儿营养不良导致的疳积脾胃气虚证 | 脾胃虚弱无积滞者忌用 |
| **小儿七星茶**<br>稻芽、山楂、钩藤、蝉蜕、薏苡仁、淡竹叶、甘草 | 1.功效：消食止痉<br>2.适应证：小儿食积引起的脘腹胀满、嗳腐吞酸、夜卧不安，四肢抽动等症 | 脾虚证忌用。用药期间忌食生冷、油腻等不易消化食物 |
| **醒脾养儿颗粒**<br>一点红、毛大丁草、山栀茶、蜘蛛香 | 1.功效：清热化湿 健脾开胃 和胃安神<br>2.适应证：脾气虚引起的儿童厌食，腹泻便溏，烦躁盗汗，遗尿夜啼 | 不良反应、禁忌尚不明确 |
| **健胃消食丸**<br>炒白术、炒枳实、草豆蔻、木香、醋炙鸡内金、炒焦槟榔、荸荠粉 | 1.功效：健脾益气 消食导滞<br>2.适应证：脾虚食积引起的面色萎黄，食少纳呆，神疲乏力，嗳气酸馊，脘腹胀满，大便酸臭 | 感冒发热，表证未解者慎用；服药期间忌食生冷、油腻 |
| **健脾八珍糕**<br>炒党参、炒白术、茯苓、炒白扁豆、炒薏苡仁、炒山药、炒芡实、莲子、陈皮 | 1.功效：健脾益胃 燥湿止泻。<br>2.适应证：脾胃虚弱，消化不良的泄泻，小儿疳积；病后虚劳 | 忌食生冷油腻食物，不适用急性肠炎腹泻 |
| **龙牡壮骨冲剂**<br>党参、茯苓、炒白术、龙骨、牡蛎、醋龟甲、黄芪、甘草、怀山药、醋制五味子、麦冬、大枣、炒鸡内金、葡萄糖酸钙、乳酸钙、维生素 $D_2$ | 1.功效：健脾益气 强筋壮骨。<br>2.适应证：小儿消化不良，疳积，发育迟缓等 | 感冒发热忌服 |

## 五、外用药

| 药名与主要成分 | 功效与适应证 | 注意事项 |
| --- | --- | --- |
| **锡类散**<br>黄连、陈皮、白术、炒莱菔子、山楂、黄芪、麦冬 | 1. 功效：健脾益胃 理气消食<br>2. 适应证：小儿消化功能紊乱脾胃虚弱证 | 胃阴不足者慎用 |
| **桂林西瓜霜**<br>西瓜霜、煅硼砂、黄柏、黄连、黄芩、山豆根、射干、浙贝母、青黛、大黄、冰片、无患子果(炭)、甘草、薄荷脑 | 1. 功效：清热解毒 消肿止痛<br>2. 适应证：急、慢性咽喉炎，扁桃体炎，口腔炎，口腔溃疡，小儿鹅口疮等热毒壅盛证 | 用药期间勿食辛辣刺激食物 |

# 参考文献

［1］王琦．中医体质学［M］．北京：中国医药科技出版社，1995

［2］陈立翠．试论小儿体质与饮食调养［J］．四川中医，1998（16）：7